骨は若返る！

骨粗しょう症は防げる！治る！

太田博明
Ohta Hiroaki
●国際医療福祉大学
臨床医学研究センター教授
●山王メディカルセンター
女性医療センター長

さくら舎

はじめに——知らない間に骨がスカスカに

いま本書を手に取られているあなたは、

「年をとれば誰だって背中が曲がったり、転んで骨折したりするのは仕方のないこと」

「骨粗しょう症は、高齢の女性がなる病気」

このように考えてはいませんか？

どちらも古いイメージで、今では誤った考え方です。

近年、ライフスタイルや思考の変化、さらには医学の発達にともなって、骨粗しょう症を取り巻く環境は、大きく変化しています。

たしかに、加齢とともに全身の機能が衰《おとろ》えるように、骨の機能も低下します。また、骨粗しょう症が高齢の女性に多いのも事実です。

ですが、たとえば、見た目の年齢と実年齢が人によって異なるように、骨の老化にも個人差があります。その証拠に、すべての高齢者が杖が必要なほど足腰が弱るわけではありません。80歳になっても、背筋を伸ばして、しっかりと自分の足で歩いている人はたくさんいます。このことは認知症でも同じようなことがいえます。50歳から認知機能が衰えている人もいれば、90歳になっても何ともない人がいます。年齢が同じでも認知機能は個人差が出てきます。

実は、日本ではまだあまり知られていませんが、**骨粗しょう症は糖尿病や高血圧と同じ生活習慣病の一つです**。ですから、「高齢の女性はみんながなる病気」などでは、決してありません。

その人が日々どのような生活を送っているかが、骨粗しょう症になるかどうかの大きなカギです。ですから、不規則で不健康な生活を送っていれば、男性であろうと、若い人であろうと、骨量が減少して骨粗しょう症になります。

たとえば、「もっとやせてキレイになりたい」という女性の「やせ願望」は10代、20代の若年者ばかりではなく、中高年にも広がり、ダイエット法もどんどん過激になってきています。その影響から、20代後半から30代、40代にかけてのまだ若い女性の間に、骨量が大幅に減少して骨粗しょう症の一歩手前の骨粗しょう症予備群が急増しています。

また、中高年男性の間には、同じく生活習慣病である糖尿病や動脈硬化などの影響から、骨量は変わらないのに骨の質が低下する「新型骨粗しょう症」が増えています。

このように、骨粗しょう症は、誰がいつなってもおかしくない病気です。「骨が弱くなるのは老化現象のひとつ」「女性だから骨粗しょう症になっても仕方ない」などと言ってほうっておくと、知らない間に骨がスカスカになり、思わぬことで骨折をして、そのまま寝たきりになったり介護の必要な生活や死につながる恐れもあります。その上、介護は、本人だけでなく家族や周りの人の生活も激変させることになる大きな問題です。その点からも、骨粗しょう症はすべての人に関わりのある病気といえましょう。

最近の研究によると、骨粗しょう症が与える悪影響はそれだけにとどまりません。骨の細胞からは全身のさまざまな細胞を活性化する物質が出ており、骨が元気なら全身も元気に、逆に、骨が衰えると全身も衰えることがわかってきたのです。

ということは、骨量が減少すると、肌や内臓も衰え、全身まるごと一気に老けてしまうのです。これは、「骨粗しょう症など遠い先のできごと。いまはダイエットをしてキレイになるのが優先」と思っている若い女性たちにとっても、無視できない事実です。まして、骨粗しょう症を発症している人にとっては、寿命にも関わる大きな問題です。

「スカスカになった骨がもとに戻るの？」

このように疑わしく思う人もいらっしゃるかもしれませんが、近年、骨量を増やして骨を若返らせ、骨粗しょう症を治癒《ちゆ》へと導く画期的な新薬が続々と登場しています。

生活を改善しながら適切に薬を用いれば、**骨折の予防はもちろん、骨粗しょう症を治せる時代がやって来た**のです。

しかし現在、日本では人口の10％、1300万人が骨粗しょう症といわれています。ところが、そのうちの30％未満の人しか治療をしていません。

本書では、骨そのものや骨粗しょう症について、その最新情報も含めて詳しくご紹介します。**正しい知識を身につけ、骨に対する認識を新たにして、骨によい生活「骨活《こつかつ》」を心がけながら、積極的に予防や治療に取り組んでください。**

「もう年だから」などと言ってあきらめてはいけません。

骨はいくつになっても若返ります。でも、その取り組みは、**早ければ早いほどいい。**明日といわず、今日から「骨活」をはじめてください。はじめた人から、**骨は少しずつ元気を取り戻し、やがて全身が若返っていきます。**

なお、骨の健康、骨量と骨粗しょう症について知りたい方は序章、第1章、第2章をお読みください。第3章は検査方法を、第4章は治療の実例を、第5章は薬について、第6章は食事と栄養を、最後の第7章は運動について、詳しく知りたい方へのメッセージとさせていただきました。

目　次

序章　骨が若い人は美しい

第1章　骨粗しょう症になる人は増えている

第2章　骨粗しょう症の発症リスク

第3章　骨の老化を早く知る

第4章　骨は若返る！　骨粗しょう症は治る！

第5章 骨を若返らせる治療がある

第6章　骨の若さを保つ食事と栄養

第7章　身体を動かせば、骨は若くなる

骨は若返る！

——骨粗しょう症は防げる！　治る！

序章

骨が若い人は美しい

骨密度が高く骨の若い人ほど、見た目も若い

いつまでも若々しく、元気で、美しくいたい。

これは、今も昔も変わらないすべての女性の願い、いえ、「イケメン」を目指す男性が増えた現在では、女性のみならずすべての人の願いといえるかもしれません。

よくいわれることですが、その人の第一印象は見た目で決まります。

見た目年齢を左右する要素には、肌や髪の状態などもありますが、遠くからでも強く年齢を印象づけるのは「姿勢」です。たとえば、実年齢は同じでも、背筋がスッと伸びている人と、背中の丸いネコ背の人とでは、見た目年齢は大きく異なります。

「年をとれば誰だって多少は背中が丸くなるのだから、高齢になれば大差はなくなるはず」というのは大きな勘違いです。80代になっても背筋をまっすぐ伸ばし颯爽《さっそう》と歩いている人はいます。

こうした姿勢の良し悪しの決め手になるのは、身体の土台である骨格です。つまり、骨の状態が、その人の見た目に大きくモノをいうのです。

10年後、20年後のあなたはどちら？

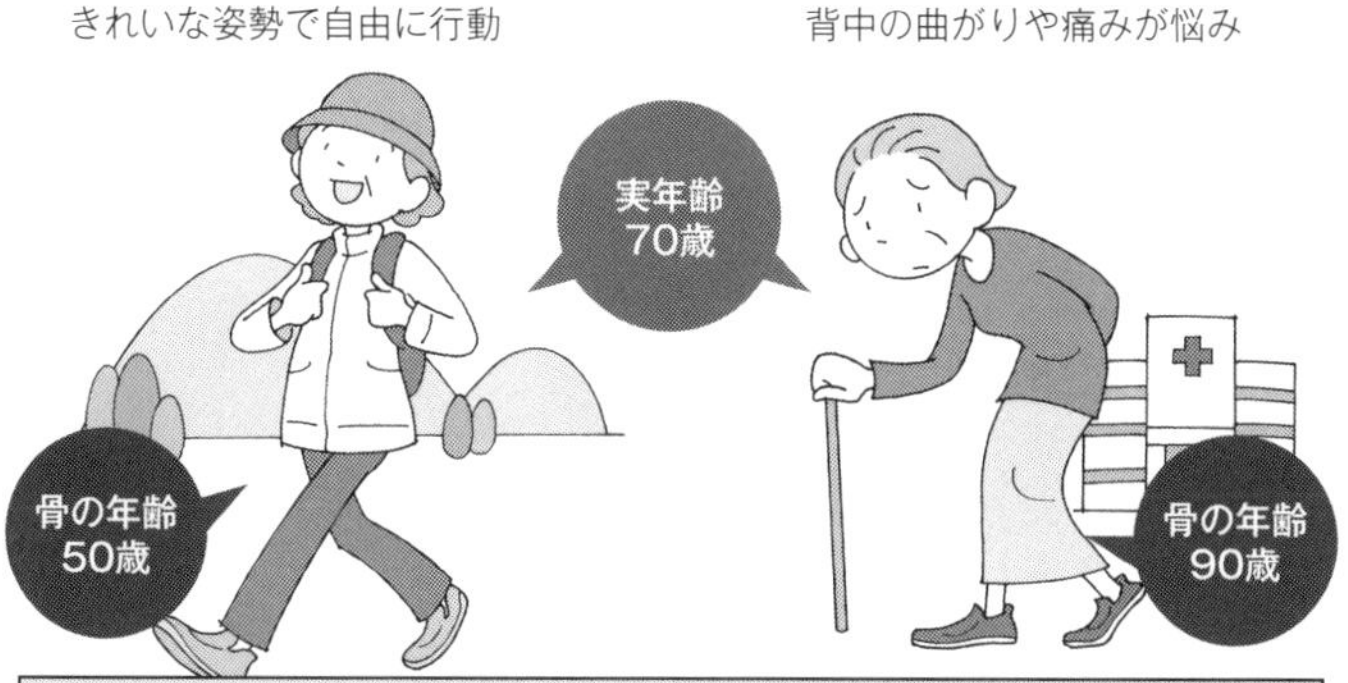
きれいな姿勢で自由に行動
背中の曲がりや痛みが悩み
実年齢
70歳
骨の年齢
50歳
骨の年齢
90歳

40歳までは皆さん、いろいろなことに
ほとんど差がありませんが
年齢とともにその差は大きくなります!!

実は、骨が見た目に果たす役割は、姿勢の問題だけではありません。

近年の研究によって、**骨が健康で若い人ほど、肌ツヤがよく、見た目の若いことが次々**と判明しています。

たとえば、２０１１年、米国エール大学の研究チームによって、閉経後3年以内の50歳前後の女性１１４人を対象に、骨密度と顔や首筋など11カ所の肌の状態との関係を調べた研究レポートが発表されました。

結果は、**骨密度の高い人ほど肌のハリがあり、逆に、骨密度の低い人ほど肌のハリが失われシワが多い**というものでした。

また、同じ年に、骨粗しょう症と肌のたるみや顔のシワ、ほうれい線など顔の容貌《ようぼう》の劣化との関係を論じた研究レポートが、米国の医学専門誌『形成外科ジャーナル』に掲載されました。

若者から高齢者まで、それぞれの年代ごとに頭蓋骨《ずがいこつ》をMRIで撮影し、骨の状態などを比較しながら詳しく調べたところ、高齢の人ほど頭蓋骨が下方向に向けて崩れていて、眼《がん》窩《か》（眼球が収まっている頭蓋骨のくぼみ）が拡大し、顎《あご》の骨もやせていることがわかりました。

骨粗しょう症によって頭蓋骨の骨量が減り、顔の骨が脆《もろ》くなって少しずつやせてきたことが原因です。その結果、頭蓋骨を覆《おお》う頭皮がたるんで肌のハリが失われ、シワが増え、フェイスラインがぼやけてしまったのです。同レポートでは、骨粗しょう症によって、眼のくぼみやほうれい線などのシワが際立ち、容貌の劣化がもたらされ、老化をきたすと指摘しています。

この二つの研究によって、見た目が若い人ほど骨密度が高く、骨も若いことが実証されたのです。

ほとんどの方が、「顔の皮膚のたるみやシワを防ぎ、いつまでもみずみずしい素肌を保つには、なによりもスキンケアをして皮膚の老化を防ぐことが大切」と、信じていると思います。

もちろん、スキンケアは大切ですが、いくらお肌のお手入れをしても、骨粗しょう症で頭蓋骨がやせ細り、それを覆う頭皮が余って垂《た》れ下がってしまっては、頬《ほほ》のたるみや額《ひたい》のシワは防ぎようがありません。

今はまだ骨粗しょう症まで至らなくても、骨量が減少して、肌のたるみやシワが目立つと、10歳以上老けて見られることもあります。骨は、最近の研究から、各種の内分泌機能を有し、各臓器に働きかけていることがわかってきました。つまり、骨が若返れば、各臓器も若返り健康になることが可能です。

若いうちから骨の健康を維持することが、「いつまでも若々しく、元気で、美しい身体」を維持する絶対条件といえるのです。見た目が若いということは、心身の機能が若いということ、すなわち老化速度が遅くて健康であるから、若さを保っているということになります。

骨細胞は全身の臓器を操る黒幕

骨が健康で若いと、見た目も若い。

その理由も特にここ数年で明らかになってきました。

動物実験などによって、**骨が全身の臓器をコントロールし、私たちの健康に大きな影響を与えていることがわかってきたのです。**突き止めたのは、北海道大学の佐藤真理助教を中心とする同大学大学院歯学研究科と神戸大学医学部の合同研究グループです。

若返りのカギとなっているのは、骨を構成している「骨《こつ》細胞」です。

骨には、骨を溶かして壊す「破《は》骨《こつ》細胞」と、骨をつくる「骨芽《こつが》細胞」、この二つをコントロールする司令塔の「骨細胞」の3種類の細胞がいて、連携プレーによって新陳代謝《しんちんたいしゃ》を繰り返しています。

同研究グループによると、若いマウスに三つの細胞のうち骨細胞だけの働きを止める注射をしたところ、みるみる元気がなくなり、筋肉も衰《おとろ》え、3週間後には歩くのもおぼつかない状態に。また、えさは食べているのに、次第に栄養不足の状態に陥《おちい》り、全身の脂肪バランスが崩れて、肝臓に脂肪が集中して脂肪肝に。さらに、免疫《めんえき》にかかわるリンパ節が萎《い》縮《しゅく》しはじめ、免疫システムの要を担《にな》う白血球の数も四分の一にまで激減しました。

骨細胞の働かなくなった若いマウスは、突然、老化現象に襲われ、急速に衰弱したのです。

この研究結果から、**骨細胞は、免疫システムや脂肪の代謝に大きくかかわっていること**がわかったのです。

ここまで極端でなくても、もしも若い人の骨細胞の働きが衰えたとしたら、脂肪のバランスが崩れてスタイルが悪くなったり、免疫力が弱って肌あれやシミ・ソバカスができやすく、老け顔になったりするなど、見た目に大きな影響を及ぼすことは容易に想像できます。

こうしたことから、骨細胞は、若々しい顔や身体を維持するための黒幕的存在であると考えられるのです。

骨細胞が活性化すると、全身も活性化して若返る！

若さの秘密は「骨細胞の働き」にあり。

それでは、骨細胞は、どのようにして活性化されるのでしょう。

そのメカニズムは次の通りです。

実は、骨細胞は、骨をつくり出す骨芽細胞が変化したものです。骨芽細胞は骨の表面に並んでいて、自分の周りに骨の〝もと〟となるコラーゲンなどのタンパク質を分泌して骨をつくりますが、そのまま自らつくり出す骨組織のなかに埋まってしまいます。そうして役目を終えた骨芽細胞は、骨細胞へと変形します。

顕微鏡《けんびきょう》で骨細胞を見てみると、まるで髪の毛のような長い突起《とっき》を縦横無尽《じゅうおうむじん》に伸ばし、その突起によって骨細胞同士が絡《から》み合い網目《あみめ》状のネットワークをつくっています。

この骨細胞同士のネットワークが、重力や運動による刺激を感知すると、骨細胞のセンサーにスイッチが入ります。すると、骨細胞はさまざまな物質を出して全身の臓器に働きかけます。

つまり、骨細胞が活性化することで、全身もまた活性化するのです。

ですから、骨細胞のすみかである骨が健康で、なおかつ、常に運動などによる適度な刺激を受けていることが、若さと健康の秘訣。骨の衰えは、全身の老化に直結します。

実際、これまでの研究で、骨をスカスカにする骨粗しょう症になると、血糖値をコントロールしているインスリンの分泌が減少して糖尿病のリスクが高まること、赤血球が減少して疲れやすくなること、さらに、動脈硬化や認知症の発症リスクが高まることも知られています。

ということは、骨の細胞がいつもイキイキと元気に活動していれば、私たちの身体はさまざまな病気のリスクから守られ、健康で若々しくいられます。

若い女性や中高年男性の骨も危ない！

ここまで見てきたように、骨の元気が全身の元気を支えています。

ところが、その骨を衰えさせる病気があります。たとえば、骨の材料であるカルシウムの吸収に必要なビタミンＤの不足によって起きる「骨軟化症《こつなんかしょう》」や、腎臓《じんぞう》の働きが悪くなってカルシウムが大量に排泄され骨が萎縮する「腎性骨異栄養症《じんせいこついえいようしょう》」などですが、もっとも多いのは「骨粗しょう症」です。

骨粗しょう症を漢字で書くと「骨粗鬆症」で、その名の通り、「骨が粗《あら》くなって、まるで〝鬆《す》〟が入った」ようになる症状です。〝鬆〟とは、旬を過ぎた大根などに小さな穴がたくさんあいて、スカスカになる状態のこと。それと同じようなことが、骨の内部で起こるのが骨粗しょう症で、わかりやすくいえば、骨が穴だらけになって脆《もろ》くなり、骨折しやすくなる病気です。骨に穴が多くなるということから、以前は骨粗しょう症を「骨多孔《こったこう》症」と呼んでいました。

骨粗しょう症というと、「高齢の女性がなる病気でしょう」と考える人も多いようですが、大きな誤りです。40代、50代で発症する人もいますし、男性もなります。

実は、骨は母親のお腹にいる胎児《たいじ》の時に形成されることから、骨粗しょう症は成長してから発症する胎児疾患であると考えられています。

また、骨の健康には、小さい頃からの生活環境が大きく影響します。つまり、**骨粗しょう症は「生活習慣病」でもある**のです。

実際、近年、30代、40代のまだ若い女性に、無理なダイエットなどによって必要なエネルギーや栄養素が不足し、女性ホルモンの分泌も低下して、骨代謝が乱れ、骨粗しょう症までいかないものの、その一歩手前の骨量減少のレベルと判定され、「骨粗しょう症予備群」と告げられる人が急増しています。

東京大学医学部の吉村典子特任准教授によると、骨粗しょう症予備群の女性は、30代で3・2％、40代で10・5％にのぼるそうです。つまり、**40代では、10人に1人が骨粗しょう症予備群であり、遠からず骨粗しょう症を発症する可能性の高い危険な状態にあるのです。**

しかも、骨粗しょう症を原因とする骨折数は、「骨粗しょう症」と診断された人数より、「骨粗しょう症予備群」と告げられた人数の方が多いのです。理由は予備群の数が多いからですが、まだ若いのに「ふらついてちょっと壁に手をついたら手首を骨折した」「よろめいて尻もちをついた拍子に足の付け根の骨が折れた」というように、簡単に骨が折れてしまうのでは、それだけ骨が弱っている証拠です。骨がそのような状態では、とうてい「全身のキレイ」や若返りは期待できないでしょう。

一方、男性も女性に比べると少ないものの、高齢になると老年性の骨粗しょう症になります。また、最近、中高年の男性を中心に、糖尿病などの生活習慣病から骨質を劣化させ、骨量は低下していないのに骨が弱くなる「新型骨粗しょう症」を発症する人が増えています。

「骨活」で、老けない身体をつくる

このように、骨粗しょう症は、老若男女《ろうにゃくなんにょ》を問わず、誰にでも関わりのある病気です。ですから、今はまだ若いから「お年寄りの病気だから関係ない」などということは決してありません。

今、どのような生活を送っているかが、将来のその人の骨の健康を左右します。つまり、将来の自分が実年齢より若々しくいられるか、それとも老けているかは、今このときの自分次第なのです。骨の健康を守ることは、身体が、そして「見た目」が老けないということです。

骨の健康を維持し、骨粗しょう症を防ぐことは、一生の問題です。

これまで、健康や美容を考えるときに「骨」を意識することはなかったかもしれませんが、丈夫な骨をつくることは、「いつまでも元気で、若々しく、美しい身体」でいるために、何よりも大事です。

さあ、今日から骨を意識した生活「骨活《こつかつ》」を心がけましょう。

今のあなたがいくつであっても、関係ありません。何歳からでも骨は元気になり、あなた自身がイキイキと元気に若返っていきます。

第1章

骨粗しょう症になる人は増えている

骨は、毎日生まれ変わっている

骨は全身の機能を操《あやつ》る黒幕的存在で、私たちの健康や若さは骨の元気に支えられている。その骨の元気を脅かす最大の要因は、骨粗しょう症である。

ここまでの話で、この2点をご理解していただけたと思います。

それでは、骨粗しょう症は、どのようにして元気な骨を蝕《むしば》んでいくのでしょうか。

この章では、全身の老化を加速させ、私たちから若さを奪う骨粗しょう症について、詳しくお話をします。

「骨はかたくて丈夫なもの」

「骨はいつまでも変化しないもの」

あなたは骨について、このようなイメージをお持ちではありませんか？

たしかに、骨は、私たちの身体のなかで食べ物を細かく噛《か》み砕《くだ》く歯に次いで、2番目にかたいといわれています。骨はかたくて丈夫だからこそ、頭蓋骨《ずがいこつ》は脳を守り、肋骨は心臓

破骨細胞による骨の破壊と骨芽細胞による骨づくり

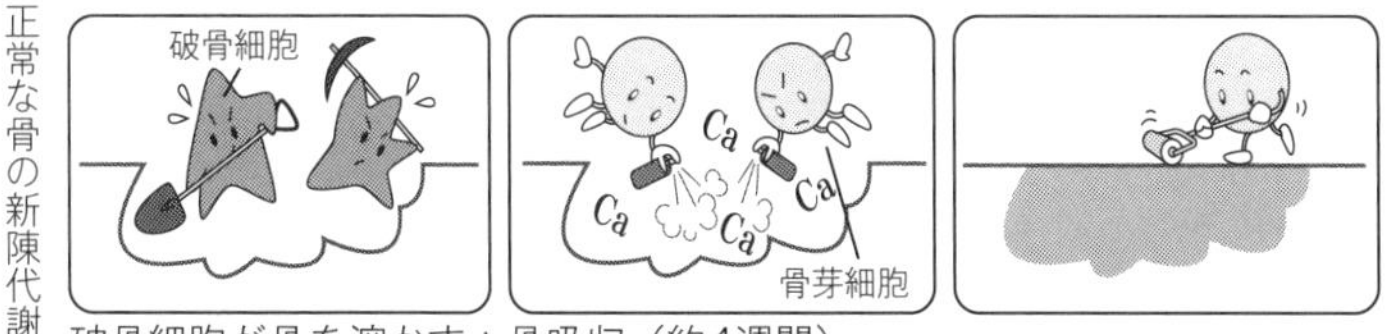

破骨細胞が骨を溶かす：骨吸収（約4週間）
骨芽細胞がカルシウムなどの層をつくりながら、
元通りに修復していく：骨形成（約4ヵ月）

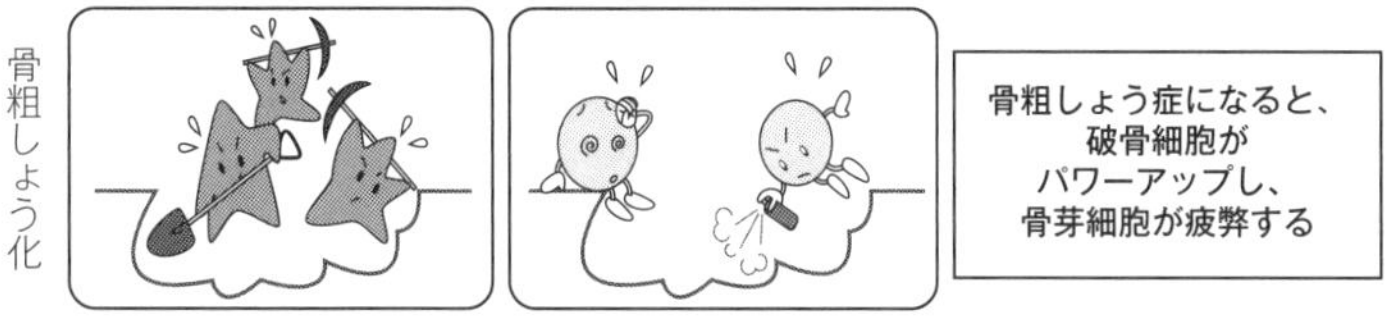
骨粗しょう化
骨粗しょう症になると、
破骨細胞が
パワーアップし、
骨芽細胞が疲弊する

加齢に伴ってホルモンのバランスがくずれると
破骨細胞の働きに対して、骨芽細胞の働きが追いつかなくなる

や肺を守り、その働きを保護することができるのです。

とはいえ、いくらかたくて丈夫でも、骨はまったく変化しないというわけではありません。成長期を終えた20歳前後の頃の骨が、80代になってもそのまま身体のなかに存在しているなどということはありません。

骨は、血液や皮膚などと同じように新陳代謝《しんちんたいしゃ》を繰り返し、古いものから新しいものへと絶えず入れかわっています。成長しきって完全にできあがっていると見える大人の骨であっても、「つくっては壊す」「壊してはまたつくる」という入れかえ作業を一生にわたって続ける「生きた臓器」です。

それでは、骨はどのように生まれ変わって

いるのでしょうか。骨の新陳代謝のメカニズムをご説明します（P35イラスト参照）。

序章でも述べましたが、骨の新陳代謝は破骨《はこつ》細胞、骨芽《こつが》細胞、骨《こつ》細胞の3種類の細胞が担《にな》っています。

まず、破骨細胞が骨の表面にはりつき、古くなったところに強酸などを吹きつけ、骨から主成分であるカルシウムを溶《と》かし出し、血液中に吸収させます。これを「**骨吸収**」と呼びます。

すると、骨吸収によって削《けず》り取られたところに骨芽細胞が集まってきます。そして、凹《へこ》んだところに線維《せんい》状のコラーゲン（タンパク質の一種）を分泌し、自らを足場にして新たな骨組みとなる「**骨基質**」をつくっていきます。骨基質は、高層ビルの土台となる鉄骨のように格子状をしています。

さらに骨芽細胞は、この骨基質にカルシウムを主体にリンやマグネシウムなどミネラル類を沈着させます。格子状の骨基質の隙間を、カルシウムなどの「**骨塩**」で塗り固め、凹みを埋めるようにして新たな骨をつくっていくのです。これを「**骨形成**」といいます。また、**骨基質の量と骨塩の量とを合わせて「骨量」と呼びます。**

骨密度と骨代謝

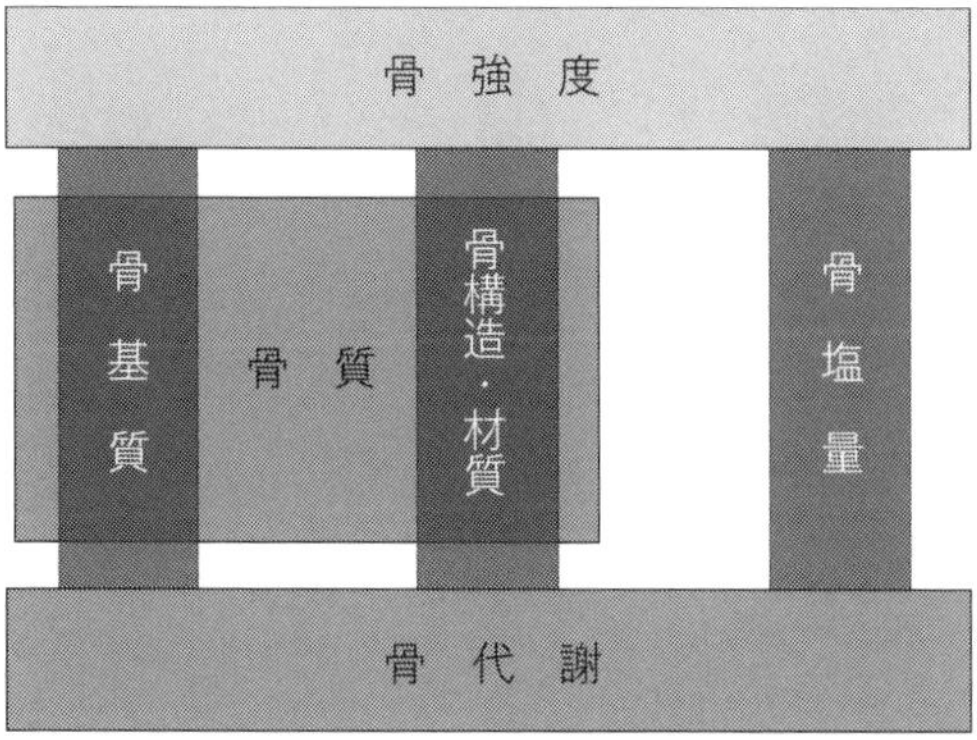

骨の強度は、骨塩量、骨構造・材質、骨基質により支えられており、
これらは健常な骨代謝の営みの上に維持されている

さて、骨芽細胞はやがて、自らつくり出したコラーゲンやカルシウムなどに覆われ、骨の中にすっぽりと埋没していきます。そして、骨細胞へと変化し、骨におけるこれら一連の新陳代謝の司令塔としての役割を果たしていきます。

このように、**骨は「骨吸収→骨形成→休止期」という一連のサイクルで新陳代謝を繰り返します。**このサイクルを「骨代謝回転」といい、また、こうした現象を「**骨のリモデリング（再構築）**」と呼びます。

骨は、骨吸収に約4週間、骨形成に約4カ月、トータルで約5カ月を要します。そして再構築により、若者なら約2年で全身の骨がまったく新しいものに入れかわります。高齢者でも約5年で全身の骨が入れかわります。つまり、5年後には今の身体のなかにある骨は一つも残っていないわけです。

成長期は、骨吸収より骨形成の勢いが上回るため、骨はより太く、より大きくなっていきます。やがて成人期を迎える頃になると、骨形成と骨吸収はちょうどうまい具合に均衡《きんこう》するようになってきます。そうして、骨吸収と骨形成とのバランスがうまくとれている限り、大人になってからも骨の健康はしっかりと維持されます。

骨粗しょう症になるメカニズム

ところが、破骨細胞が古い骨を溶かして壊していく骨吸収と、骨芽細胞が新しい骨をつくる骨形成のバランスの均衡《きんこう》が崩《くず》れることがあります。

一つは、破骨細胞の働きに歯止めが利かなくなり、骨吸収の速度が一方的に高まって、骨形成を置き去りにしてしまう場合です。骨代謝回転も後押しされて高代謝回転となり、勢いづいた破骨細胞は骨をどんどん溶かし、質を低下させていきます。

もう一つは、破骨細胞による骨吸収と骨芽細胞による骨形成と、どちらの速度も低下し

骨の新陳代謝

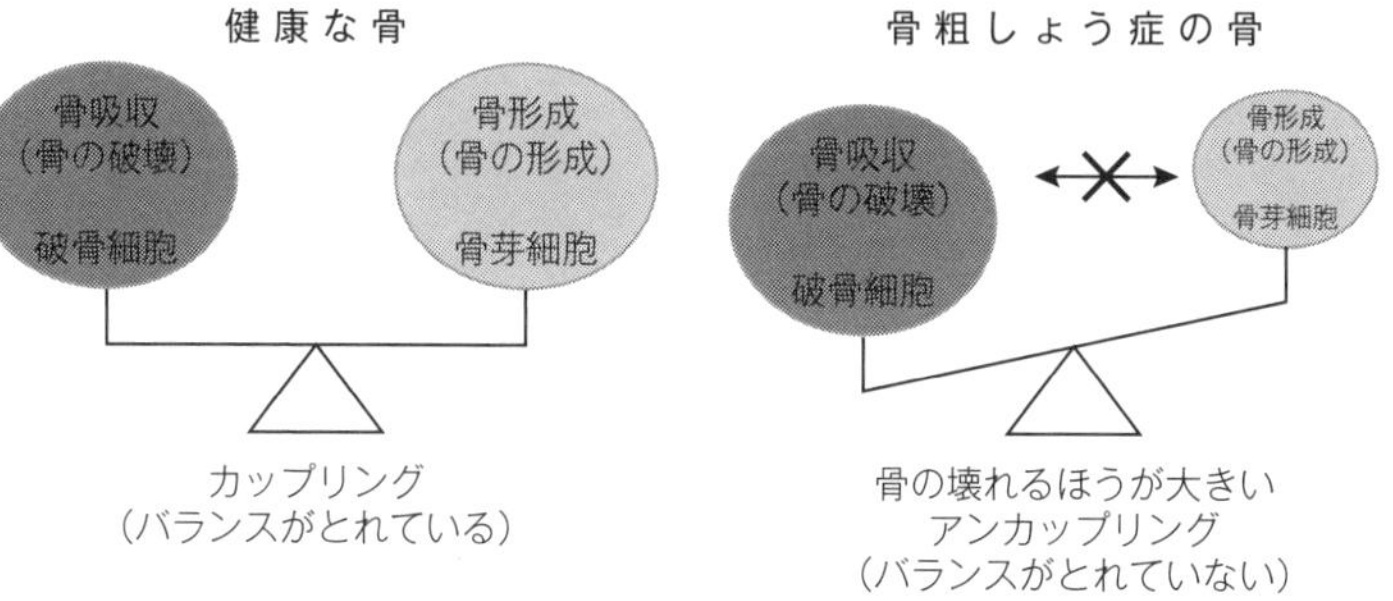

てしまう場合です。骨代謝回転の速度も徐々に低下して低代謝回転となります。すると、骨吸収に骨形成がジワジワと引き離され、骨は徐々に溶かされ変質していきます。

もともと骨形成は骨吸収の何倍もの時間がかかるため、骨代謝回転の速度が低下すると、骨形成は骨吸収に追いつけなくなります。そのまま骨吸収に引き離され続けると、骨から溶かし出されるカルシウムが次第に増加し、骨を変質させていきます。

いずれにしても、骨吸収と骨形成のバランスが崩れ、骨吸収の勢いが高まると骨の主成分のカルシウムは溶け出し、血液中に吸収されていきます。

骨を壊す一方となってカルシウムが溶け出

正常な骨と骨粗しょう症の骨

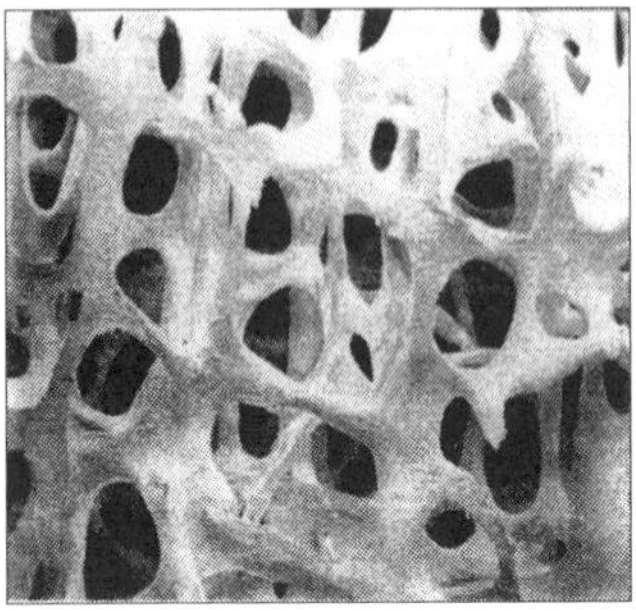

正常な骨梁

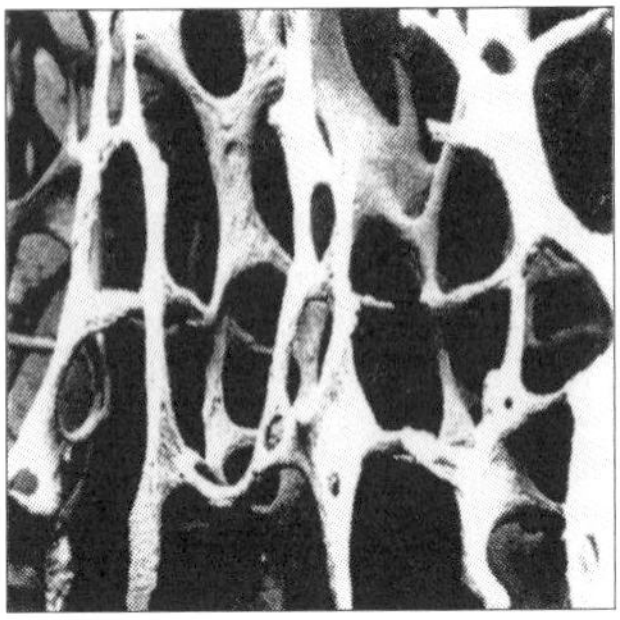

骨粗しょう症
骨梁が薄く、穴が大きくなり、
消失する

出典：NIH Consensus Development Panel on Osteoporosis Prevention, Diagnosis and Therapy JAMA 2001 改変

したまま、補充もされずに放っておかれると、骨は大変なことになります。まさに骨組みだけで隙間だらけのスカスカな状態になってしまいます。その結果、骨量が激減して骨の強度は低下し、折れやすくなります。これが**「骨粗しょう症」**です。

骨粗しょう症に侵された骨と健康な骨とを見比べてみると、その差は歴然です。

健康な骨の内部には、建物の「梁《はり》」に相当する「骨梁《こつりょう》」が張りめぐらされて、びっしりと詰まっています。ところが、骨粗しょう症の骨のなかは、骨梁がまばらに存在するだけのスカスカ状態。これでは、わずかな外力が加わっても、簡単に折れたり、潰《つぶ》れたりしてしまうのも無理はないと納得してしまうような有様です。

つまり、健康で丈夫な骨とは中身のびっしり詰《つ》まっている骨で、その中身をスカスカにして、弱く脆《もろ》くしてしまうのが骨粗しょう症です。

ちなみに、骨の中身の状態とは、具体的には骨の量と質のことです。

骨の量とは、骨の成分であるカルシウムなどのミネラルと、コラーゲンなどのタンパク質とを合わせた量のことです。正しくは「骨量」といいます。

現在のところ、骨量を簡単に測定する方法はまだありません。そのため、測定しやすい骨の一定面積（1㎠）あたりのミネラル成分（主にカルシウム）の量を「骨密度」として定め、この骨密度から骨量を推定します。骨密度の値が大きければ大きいほど骨量は多く、骨密度の値が小さければ小さいほど骨量は少ないというわけです。

骨の質は「骨質」と呼びます。骨質は、骨の微細な構造の強弱や骨の新陳代謝の速度、骨のなかに小さな骨折があるかどうか、骨ができたときのカルシウムやコラーゲンのつき方の状態などから判断します。

国際的にも「骨粗しょう症は、骨密度の低下と骨質の劣化から、骨強度の低下をきたし、骨が折れやすくなる骨の病気」と定義されています。

なお、骨の強度を左右するのは、骨密度が7割、骨質が3割と考えられています。ですが、骨質は数値であらわすことができないため、骨の中身の状態つまり骨強度を測るには、骨密度が大切な指標となります。

骨の代謝を崩す三つのきっかけ

それでは、具体的にどのようなことがきっかけで、骨の吸収と骨形成のバランスは崩れてしまうのでしょうか。

そのきっかけについて見ていきましょう。

無理なダイエットは破骨細胞を暴走させる

破骨細胞が暴走するきっかけの一つとなるのは、女性ホルモンの減少です。

実は、女性ホルモンは「骨の守り神」「骨の守護神」ともいえる存在です。

女性ホルモンは、破骨細胞の首根っこをおさえてその働きを抑制し、骨芽細胞の働きを助太刀《すけだち》します。また、破骨細胞の数そのものを減らし、その一方で、骨形成を進める骨芽細胞の数を増やします。

このように、女性ホルモンには、二つのルートから骨形成を促《うなが》して、骨を強くする作用があります。

したがって、たとえば無理なダイエットによって生理不順や無月経になったり、更年期になって閉経するなどして、**女性ホルモンの分泌が不足したり欠乏したりして「骨の守護神」に立ち去られてしまうと、もはや破骨細胞をおしとどめられる者はいなくなってしまいます。**破骨細胞はたちまち元気を取り戻して暴れ出し、フルに活動しはじめます。その結果、アッという間に骨吸収が高まり、骨を溶かしてスカスカな状態へと変質させていくのです。

ちなみに、「男性は女性よりもともと女性ホルモンの量が少ないのに、どうして骨粗しょう症になりにくいの？」という疑問を持つ方もいらっしゃるでしょう。

実は、60代後半の男女の女性ホルモン値を比較すると、男性の方が2倍以上も女性ホルモンが多いのです。つまり、60代以降の男性は、女性以上に女性ホルモンがあるため、骨密度が減りにくく、骨粗しょう症になりにくいのです。

血液中のカルシウムが不足すると、骨からカルシウムが溶けだしていく

カルシウム不足も、破骨細胞を暴走させるきっかけになります。食事からとるカルシウムの量が不足して血液中のカルシウムの濃度が低下すると、破骨細胞の働きが一気に高まります。

成人の場合、身体の中に７００〜１０００gのカルシウムが存在しています。そのうちの99%は骨に貯《たくわ》えられ、丈夫な骨をつくったり維持したりしています。

残りのわずか1%、7〜10gのカルシウムは血液や筋肉、神経などの体液や細胞に存在していて、筋肉の収縮や神経伝達などさまざまな生体機能に重要な役割を果しています。ですから、カルシウムの運搬ルートである血液中のカルシウム濃度は、常に一定に保たれるよう管理されています。

もし、体液中のカルシウムがほんの少し低下をすると、心筋などの筋肉の収縮や神経伝達がスムーズにいかなくなったり、ホルモンや消化酵素の分泌などが乱れたりします。場合によっては、動悸《どうき》や頭痛、しびれなどから命にかかわるような状態になりかねません。

そのため、私たちの身体には、血液中のカルシウム濃度がわずかでも低下したら、すみやかにカルシウムを補給するため、骨からカルシウムを削り出して、血液中に放出するシステムが備わっています。

つまり、骨は「カルシウムの貯蔵庫」であり、カルシウムが不足すると、破骨細胞がフル稼働して骨吸収を一気に進めるのです。

加齢によって全身の代謝が衰える

破骨細胞による骨吸収と骨芽細胞による骨形成と、どちらの速度も低下することから、結果的に骨吸収が上回ることもあります。

そのもっとも典型的なきっかけとなるのは、加齢です。

40代の半ばも過ぎ50代、60代の声を聞くようになると、体力はもちろん、内臓や皮膚、髪の毛など全身の細胞の新陳代謝が衰えてきます。破骨細胞と骨芽細胞の働きが衰えてしまうのも、いわば仕方のないことです。

すべての骨の細胞の新陳代謝のスピードが衰えて低代謝回転になると、当然、骨は弱く脆くなっていきます。しばしば高齢者の骨粗しょう症に多く見られる現象です。

Column

骨粗しょう症には種類がある

実は、「骨粗しょう症」とひとくちにいっても、発症要因などによっていくつかの種類に分けられます。

女性の骨粗しょう症の大半は50歳前後に閉経を迎えたことでなる**「閉経後骨粗しょう症」**です。

それに対して、閉経前に女性が発症する骨粗しょう症を**「若年性骨粗しょう症」**あるいは**「閉経前骨粗しょう症」**といいます。

女性ホルモンはおもに卵巣《らんそう》でつくられるため、たとえば卵巣摘出手術を受けた場合や、無理なダイエットなどが引き金となって長期間の無月経になったりした場合に、閉経前のまだ若いうちに骨粗しょう症を発症することがあります。また、ホルモンの分泌に関わる甲状腺の病気の影響や、乳がんなどの治療に用いられるホルモン抑制剤や関節リウマチなどの治療に使われるステロイド剤など薬の副作用によっても発症することがあります。

なお、閉経前に過激なダイエットなどによって骨代謝が乱れ、**骨粗しょう症の一歩手前**

のレベルまで骨量が減少している人は「骨粗しょう症予備群」と呼ばれます。

一方、高齢の男性が発症する骨粗しょう症の多くは「老年性骨粗しょう症」です。

そして、近年、注目されているのが、中高年の男性を中心に増加している「新型骨粗しょう症」です。糖尿病や動脈硬化などの生活習慣病などから骨質を劣化させることが原因で、骨量は変わらないのに骨粗しょう症を発症するのが特徴です。

さらに、骨粗しょう症は「原発性」と「続発性」に分類されます。前者の原発性に該当するのは「閉経後骨粗しょう症」と「老年性骨粗しょう症」です。ダイエットによる栄養不良や、甲状腺の病気、薬の副作用など、原因がはっきりしている骨粗しょう症は、後者の続発性に分類されます。

骨量は20歳前後にピークに達し、45歳を境に減りはじめる

ここまで見てきたように、破骨細胞による骨吸収の量に見合うだけ骨芽細胞による骨形成が行われないと、骨量はどんどん減少してしまいます。

それでは、**骨量はそもそもどのぐらいあるものなのでしょうか。**

生まれたばかりの赤ちゃんのときの骨量はわずか数10gですが、1歳から4歳までに身体の成長とともに骨量は急激に増加していきます。

女子は12歳前後で初潮を迎え、卵巣からの女性ホルモンの分泌が高まります。その2年位前から女性ホルモンの急増により10歳から16歳で、急激に骨量を増やしていきます。

そして、男女とも18～20歳の頃に骨量はピークに達します。ここで一生のうちでもっとも多い最大骨量（Peak Bone Mass：PBM）を獲得します。

最大骨量の獲得後は、40代前半くらいまで骨量の高いまま推移していきます。

ところが、**男女を問わず45歳前後を境に、骨量の推移は大きく変化しはじめます。**加齢によって新陳代謝が低下するため、それまでの高い骨量を維持できなくなってしまうので

女性の年齢と骨量・女性ホルモンの変化

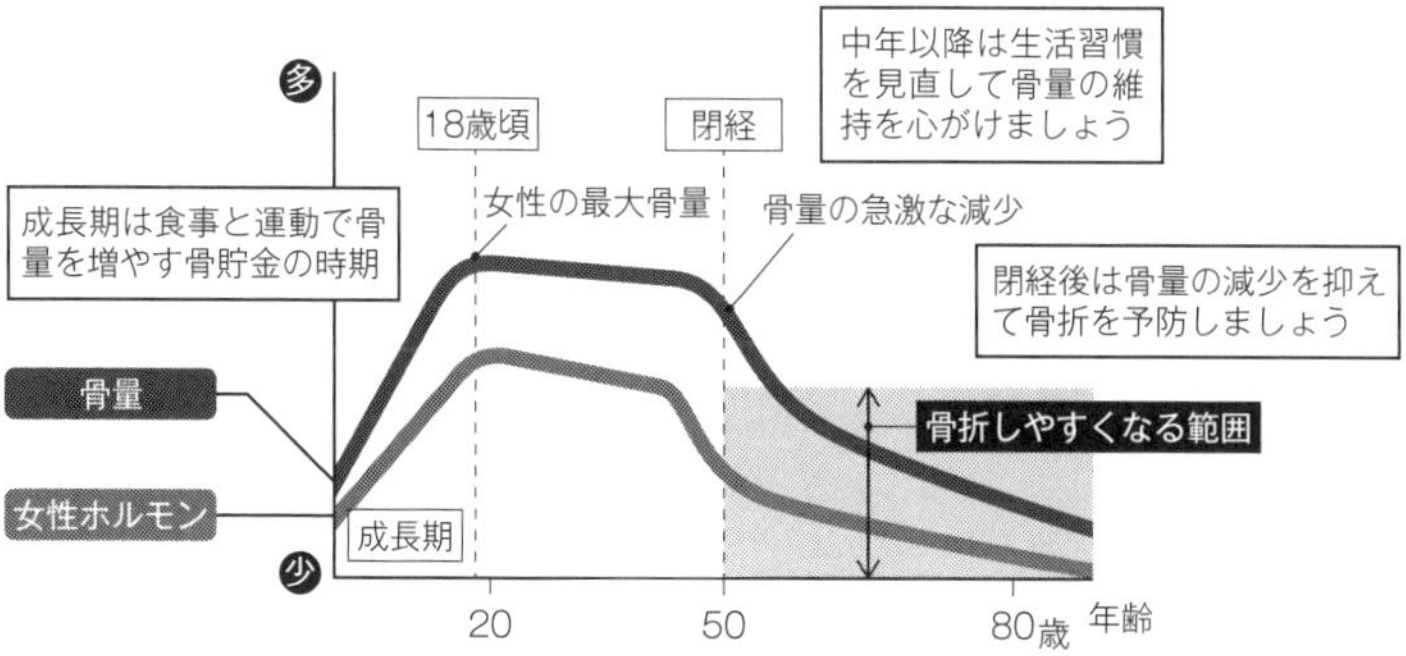

す。

とりわけ女性の場合は、急激な変化に見舞われます。50歳前後になって閉経を迎えることで、「骨の守護神」である女性ホルモンの分泌量が一気に減少し、それと同時に骨量も急速に減りはじめるからです。とくに閉経後2年間の骨量減少はすさまじく、私たちの調査によると、この間に骨量は2・7％と最も減少します。そして、閉経後10年間で骨量は15～20％も減少してしまいます。

こうした女性の急速な骨量減少は、閉経後16年ほどつづきます。そのため60代の女性の多くが、若い頃の80％前後まで骨量を減らしてしまい、「骨量減少レベル」つまり「骨粗しょう症予備群」と告げられることになります。

その後は、骨量の減少は緩《ゆる》やかなカーブを描くようになりますが、加齢とともに骨量が減りつづけることに変わりはありません。60代後半から70代になると、骨量が若い頃の70%を切る女性も珍しくありません。そのため、この年代の女性に「骨粗しょう症」と診断される方が多いのです。

一方、男性の場合も、女性と同じように、45歳前後を境に骨量は少しずつ減りはじめますが、閉経による急激な骨量減少がないため、緩《ゆる》やかな減少傾向が続きます。65歳ぐらいになると男性も少しずつ骨粗しょう症のリスクが高まり、やがて80歳を迎える頃になると、男性の骨量も若い頃の70%前後にまで低下し、骨粗しょう症と診断されるケースが増えてきます。

骨粗しょう症の骨折には特徴がある

骨粗しょう症が厄介《やっかい》なのは、症状らしい症状がほとんどないことです。発症直後はもちろん、かなり進行しても大半のケースで症状が見られません。

痛みなどの症状に見舞われるのは、たいてい骨粗しょう症が進行して骨折をしたときです。それまで自覚症状がないため、「骨が折れてはじめて気づいた」という人が後を絶ちません。

それどころか、「痛みなどなかった」「骨折したこと自体に気づかなかった」というケースも三分の二は見られます。骨粗しょう症が厄介な病気と評されるのも、ご理解いただけるでしょう。

実は、骨粗しょう症から起こる骨折にはいつくか特徴があります。それを知っておくことで、少しでも早く発症に気づいたり、骨折を防いだりすることができます。ぜひ心にとめておいてください。

四大骨折に注意！

骨粗しょう症は、全身の骨をスカスカにする病気ですが、とくに折れやすい部位が4カ所あります。

①　手首の骨（橈骨遠位端《とうこつえんいたん》）
②　背中や腰の背骨（脊椎椎体《せきついついたい》）
③　足の付け根の骨（大腿骨《だいたい》近位部）
④　上腕の付け根の骨（上腕《じょうわん》骨近位部）

骨折というと、多くの人は、手足のような長い骨の真ん中あたりがポキンと折れることをイメージすると思います。骨粗しょう症による骨折は、これとはまったく異なります。骨粗しょう症によって脆くなった骨は、わずかな力が加わっただけでもグシャッと潰れてしまう「脆弱性骨折《ぜいじゃくせい》」を起こすのが特徴です。

先に述べた四つの部位は、ちょっとしたことで外力のかかりやすいところです。たとえば、うっかり転びそうになって、手をついたり、つまずいたり、体をひねったりということは誰にでもあると思います。健康な骨なら、このぐらいではびくともしません。

ところが、骨粗しょう症になると、その程度のことでも、すぐに折れてしまいます。また、尻もちをついたり重いものを持ち上げようとしたりして、思わぬ大きな力がかかると、重篤《じゅうとく》な骨折につながることもよくあります。

そうして、**ひとたび骨折をすると、いずれの部位であっても、たちまち生活の質が低下してしまいます。**しかも、骨粗しょう症では、骨が再び治るのに長い時間がかかります。その間に、足腰の筋力が弱って、寝たきりになってしまうこともあります。すると、気持ちや活力もどんどん衰えてしまいます。

骨粗しょう症による骨折は、身体機能だけでなく、心の健康を奪うことにもなるのです。

骨粗しょう症で骨折しやすい部位

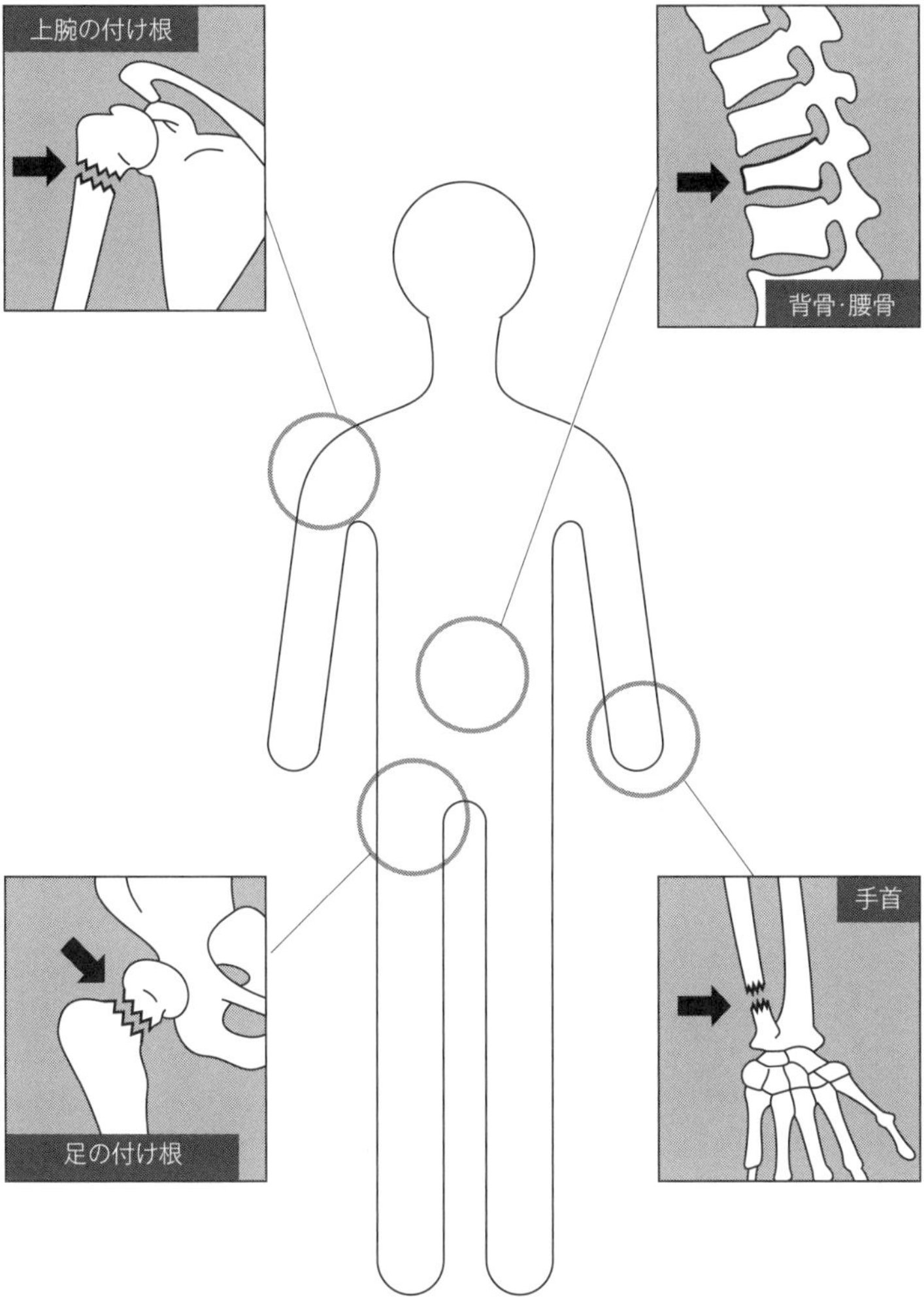

50代以上の3人に1人が背骨を骨折、5人に1人が足の付け根を骨折する

女性の場合は閉経した直後から、骨粗しょう症による骨折が増えてきます。

まず、50代で多いのは手首の骨折です。

60代になると背骨の骨折が徐々に増えて、さらに70代になると手首の骨折を上回るようになります。

72～73歳頃からは、足の付け根の骨折が手首の骨折を上回り、75歳を超えると一気に急増します。

ちなみに、50歳以上の女性が、その後の生涯においてどのくらいの確率で骨折するのか、そのタイムライフ・リスクは、椎体《ついたい》骨折が37％、足の付け根の骨折が22％です。すなわち、50歳以上の女性は、3人に1人が背骨を骨折し、5人に1人が足の付け根の骨折を起こす、ということになります。

中高年の女性にとって、骨粗しょう症から生じる骨折は、きわめて身近な差し迫った脅《きょう》威《い》といえるでしょう。

日本人女性における加齢による骨折部位の推移

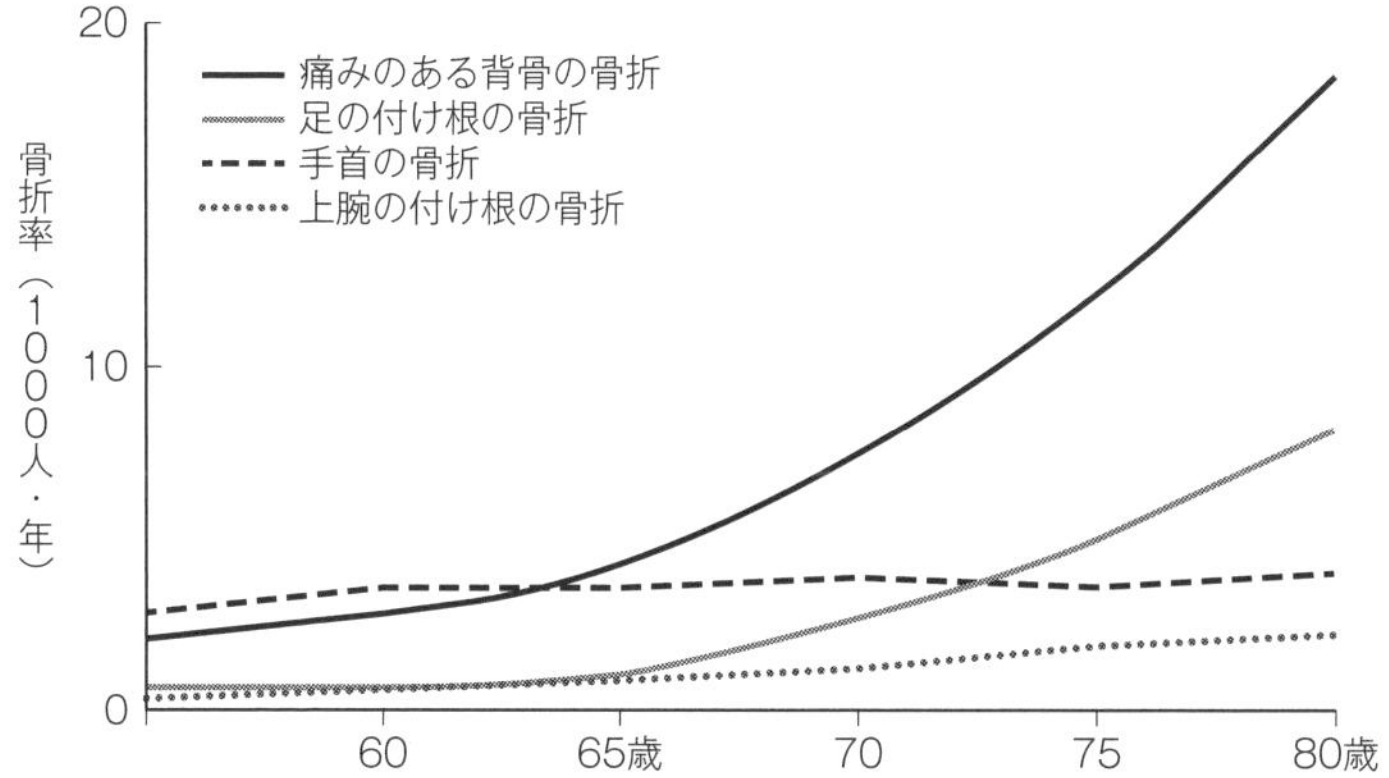

60代半ばまでは手首の骨折が最も多く、以後終生、背骨の骨折が最も多い
若い年代での骨折は手首の骨と背骨の骨折が多く、
72、3歳くらいから足の付け根の骨折が手首の骨を上回る

出典：Hagino H et al. Osteoporos Int, 1999, Fujiwara S et al JBMR 2003 改変

日本人の50歳の男女における一生に骨折する確率

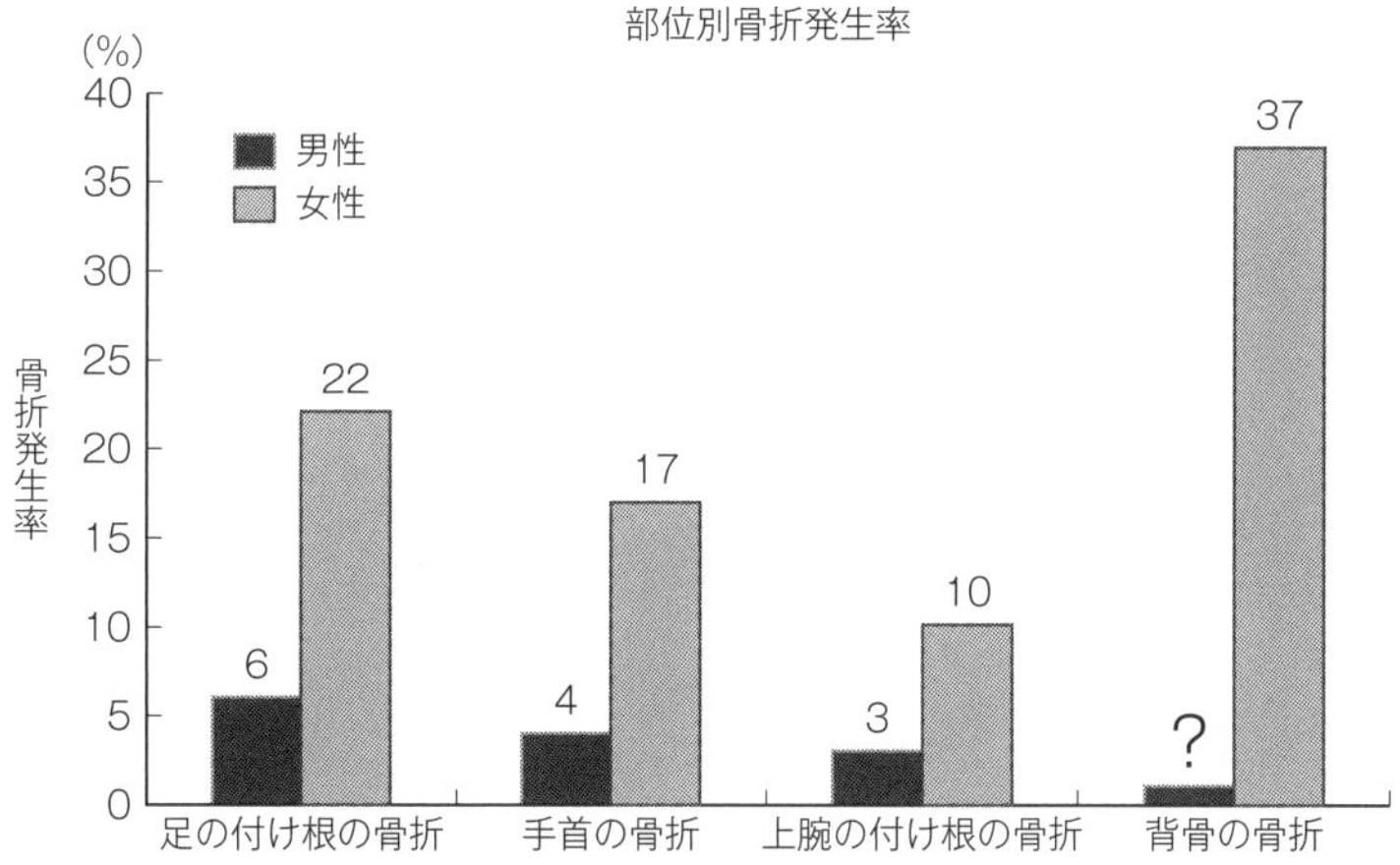

50歳の女性は一生に背骨の骨折は3人に1人以上
足の付け根の骨折は5人に1人以上おこす

出典：Hagino H Osteoporos Int 2005 Hagino H Bone 1999
Fujiwara S JBMR 2003より改変

年代別・骨粗しょう症で骨折する部位

50〜60代 転んで手をついたとき	60〜70代 荷物を持ち上げたとき	70〜90代 転んで尻もちをついたとき

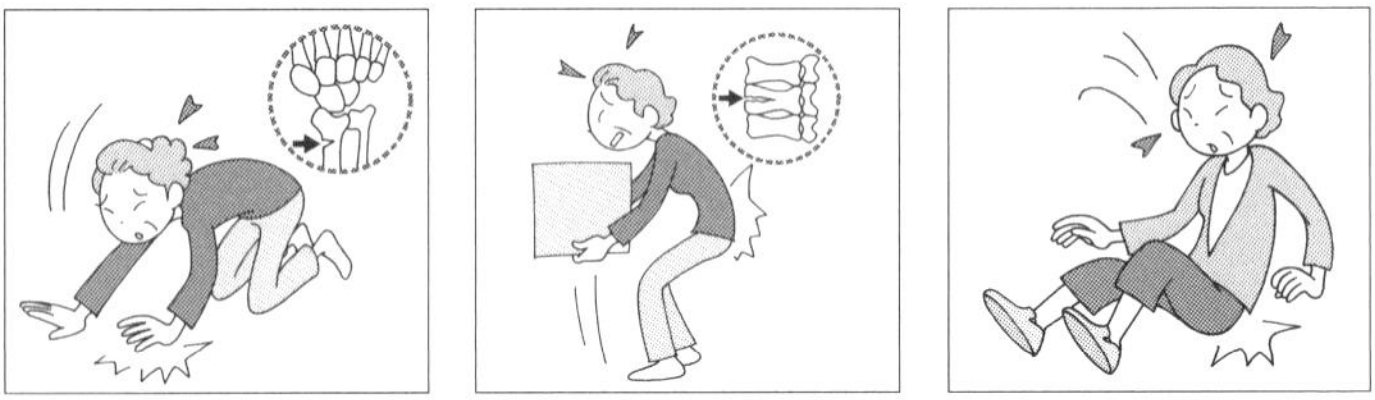

最初は手首 転倒との関係：100％	**次は背中・腰** 50％	**最後は足の付け根** 98％

骨折する部位も年齢や転倒の関与によって異なる

椎体圧迫骨折を起こすと、その後の5年生存率は約60％

四大骨折のなかでも、手足の骨折は痛みをともないますが、とくに本人が気づきにくいのは背骨の骨折です。

背骨のことを医学的には脊椎《せきつい》と呼びます。脊椎は、椎骨という小さな骨が積み重なってつくられています。その椎骨の要《かなめ》である丸い部分を「椎体」といいます。その椎体の内部が骨粗しょう症でスカスカになると、ちょっとした衝撃が加わっただけでも、グシャッと潰れてしまいます。「椎体圧迫骨折」といって、円筒形の椎体が上からおし潰されて変形する骨折です。

よくあるのは、自分の身体の重みに次第に

足の付け根の骨折発症１年後の患者の割合

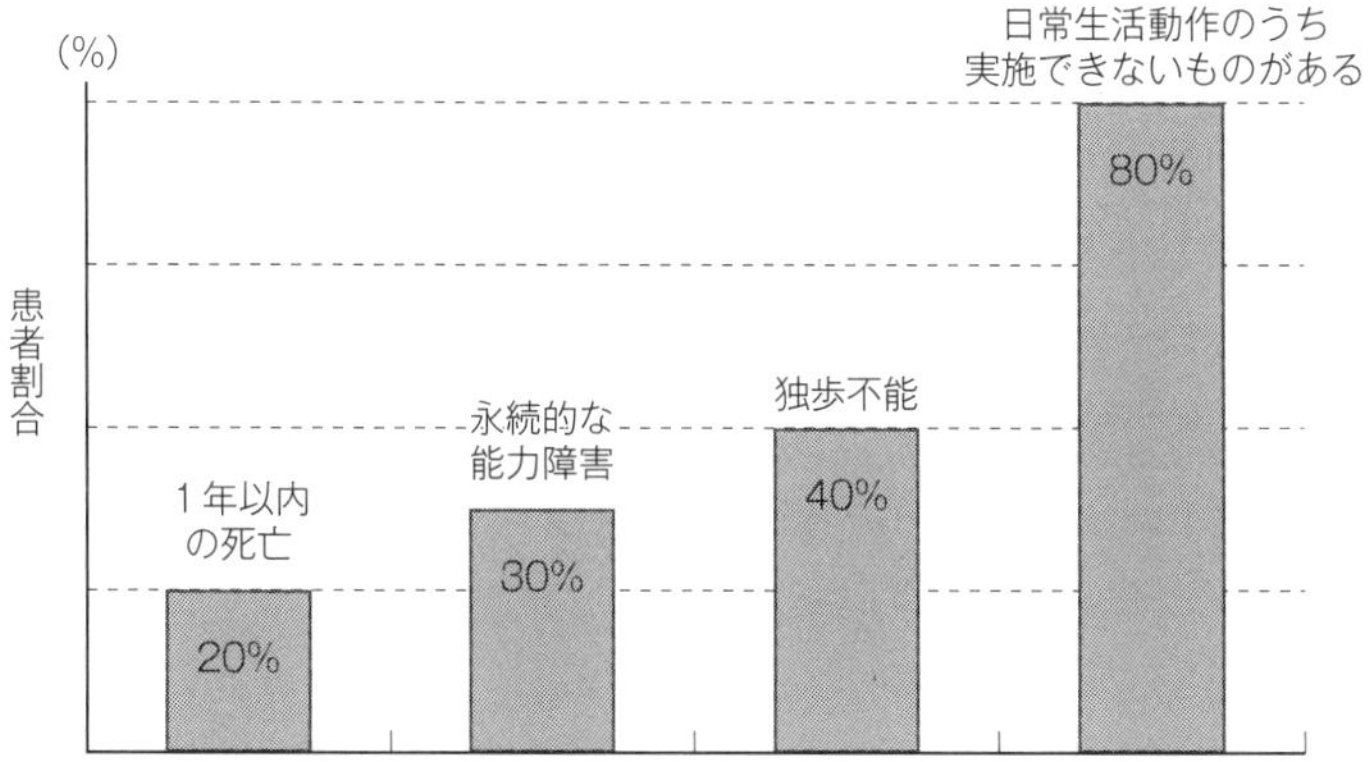

足の付け根の骨折は日常生活動作の制限とともに、能力低下・死亡率も
有意に高まり、元の状態に復帰できるのはせいぜい20%に過ぎない

出典：iof-teaching-slide-kit-2006 Cooper C, Am J Med, 1997改変

背骨および足の付け根の骨折後の５年間における累積生存率

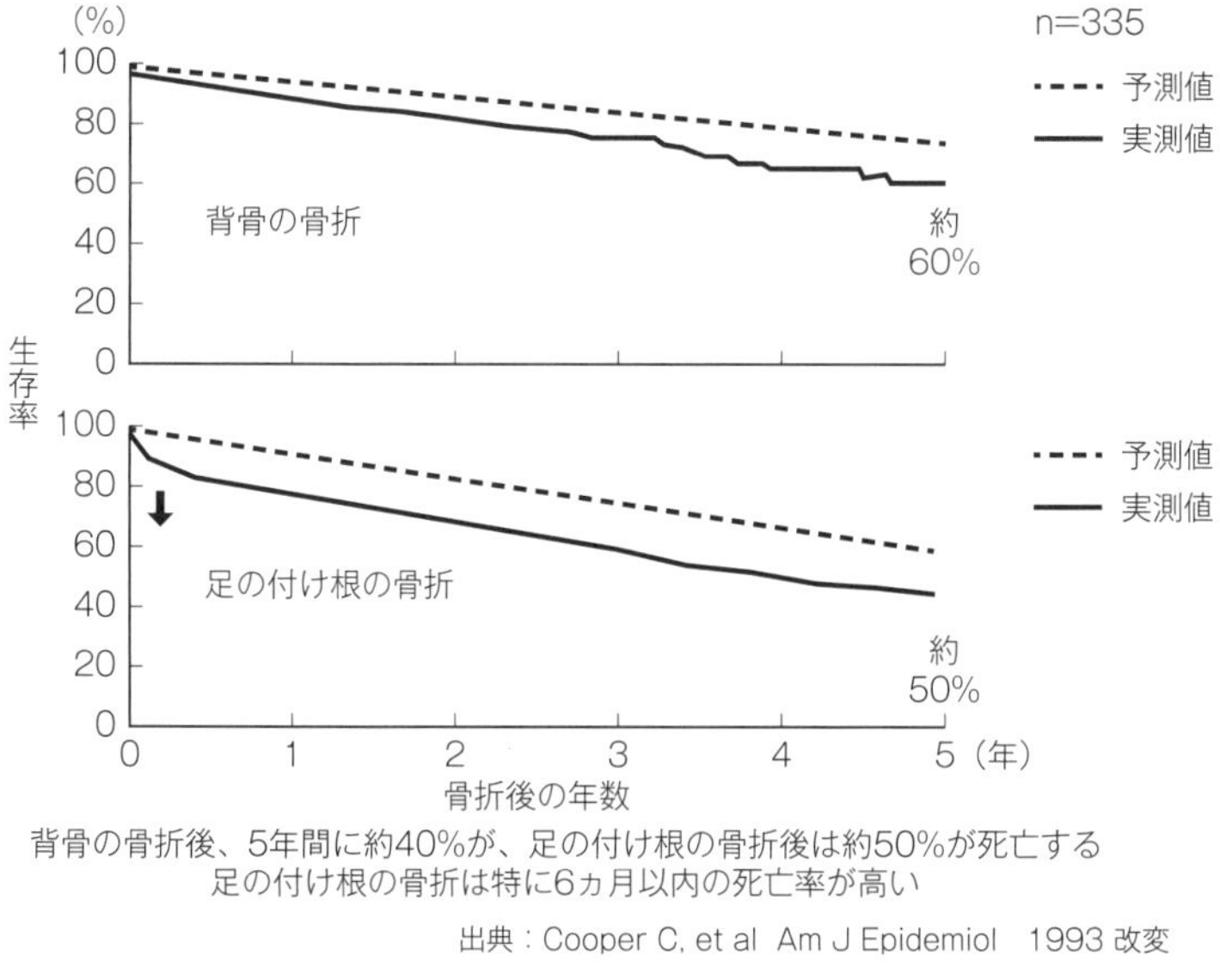

背骨の骨折後、5年間に約40%が、足の付け根の骨折後は約50%が死亡する
足の付け根の骨折は特に6ヵ月以内の死亡率が高い

出典：Cooper C, et al Am J Epidemiol 1993 改変

耐えられなくなって、じわじわと潰れることです。**椎骨は小さいうえ、骨が潰れる進行がゆっくりなので、ほとんど痛みを感じません。**骨折をしたときに気づくのは3人に1人で、**「いつ骨折したのかわからない」という人が3分の2を占めます。**

　椎体圧迫骨折に気づかなかったり、気づいても「年をとったので仕方がない」などとあきらめて放置していると、さらにつづけて2カ所目、3カ所目とドミノのように骨折を起こすことになってしまいます。繰り返しになりますが、椎骨は小さな骨が連結しているため、1カ所骨折をすると、2カ所目を骨折する確率は2〜3倍に高まります。2カ所目を骨折すれば、3カ所目を骨折する確率は、7〜10倍に達します。こうした椎体の連続骨折、つまりドミノ骨折を断つには、骨粗しょう症の治療が不可欠です。

　しかも、**椎体圧迫骨折を起こすと、5年後の生存率は約60%にとどまります。**つまり約40%の人が5年以内に亡くなってしまうのです。これは、大腸がんや乳がんの5年生存率より劣っています。

　閉経後の女性にとって、骨粗しょう症は、卵巣がんや子宮がんよりも死を招く危険な病気といえるのです。

椎体圧迫骨折Ｘ線写真

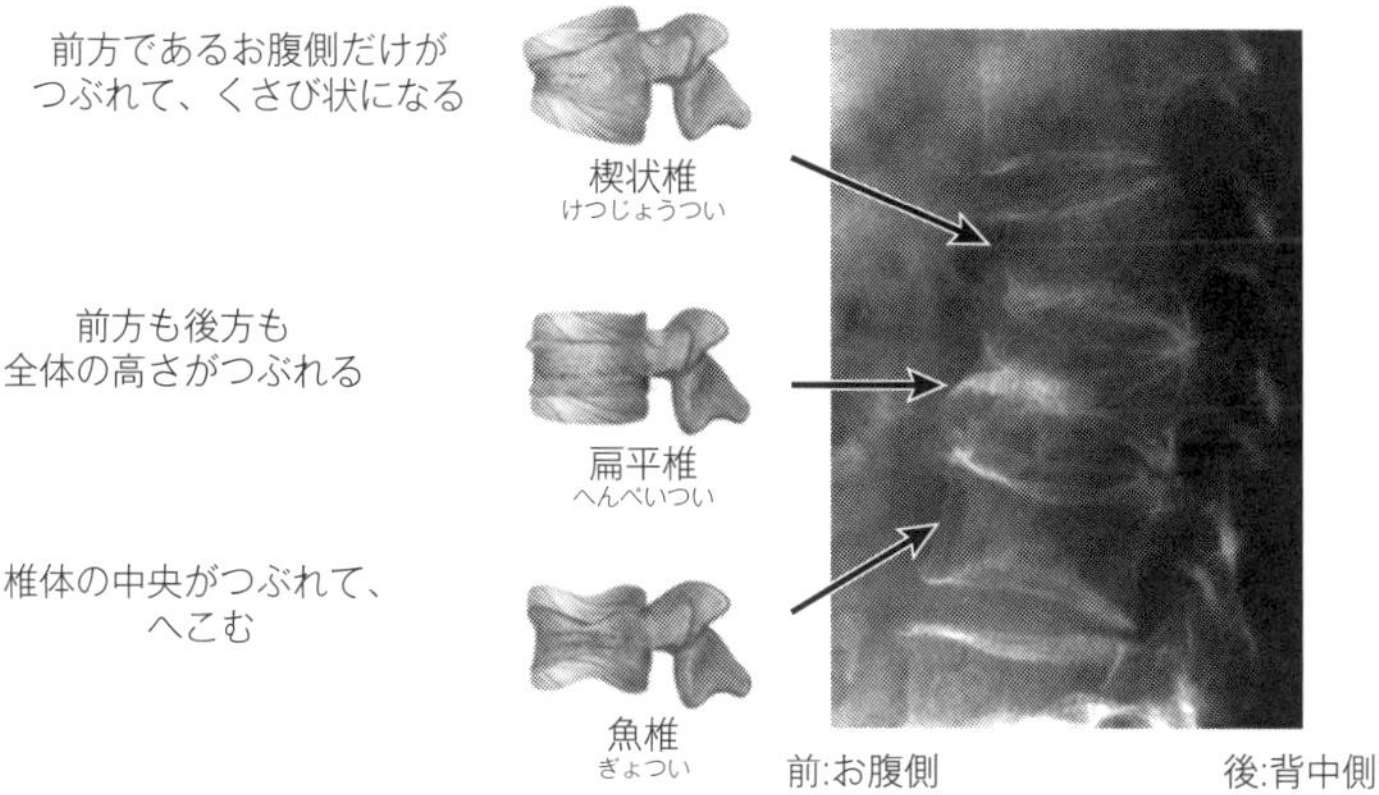

前方であるお腹側だけが
つぶれて、くさび状になる
楔状椎《けつじょうつい》
前方も後方も
全体の高さがつぶれる
扁平椎《へんぺいつい》
椎体の中央がつぶれて、
へこむ
魚椎《ぎょつい》
前:お腹側
後:背中側

「もしかして骨折？」
椎体圧迫骨折のサインを見逃さない

椎体の骨は折れても気づきにくいとはいえ、自覚症状がまったくないというわけではありません。

普段の生活の中で、背中や腰にちょっとした違和感があったり、わずかでも痛みを覚えたようなときは、椎体圧迫骨折を起こしている可能性があります。椎体がおし潰されたことで、周囲の神経が刺激されたり筋肉に負担がかかったりして、違和感や痛みなどを招くのです。

この痛みや違和感は、くつろいで安静にしているときや睡眠中に出ることはほとんどありませんが、身体を動かすと同時に感じます。

たとえば、イスに座ったまま姿勢を変えたり立ちあがったりしたときや、長いこと座りつづけたり立ちつづけたりしたときに、痛みを感じます。

また、**背中が丸くなって円背になったり、腰が曲がってきたときにも、椎体圧迫骨折を起こしていると考えられます。**ほとんどの椎体圧迫骨折は、椎体の前方部分（胸の側）がおし潰されるので、背中が丸くなったり腰が曲がったりして典型的な老人体型に変わるのです。

背中や腰が曲がると、ほかにもさまざまな症状を引き起こすことがあります。神経障害からしびれを起こしたり、内臓が圧迫されて逆流性食道炎や食欲不振、便秘、腸閉そく症状などを招いたり、胸が強くおさえられて呼吸がしにくくなったりします。さらに、こうした不快な症状によって、気持ちがふさぎこんだりと、心の病を発症させることもあります。

背中や腰はそれほど曲がっているようには見えないのに、若い頃と比べて少し背が縮《ちぢ》んで身長が低くなったというときも、椎体圧迫骨折の可能性が高いといえます。

身長の低下が２㎝未満なら、加齢で椎間板《ついかんばん》（椎体と椎体の間に挟まれた軟骨）が薄くなったことが原因と考えられます。ですが、２㎝以上になると椎体圧迫骨折の確率は50％以

身長低下量と背骨の骨折発生の可能性

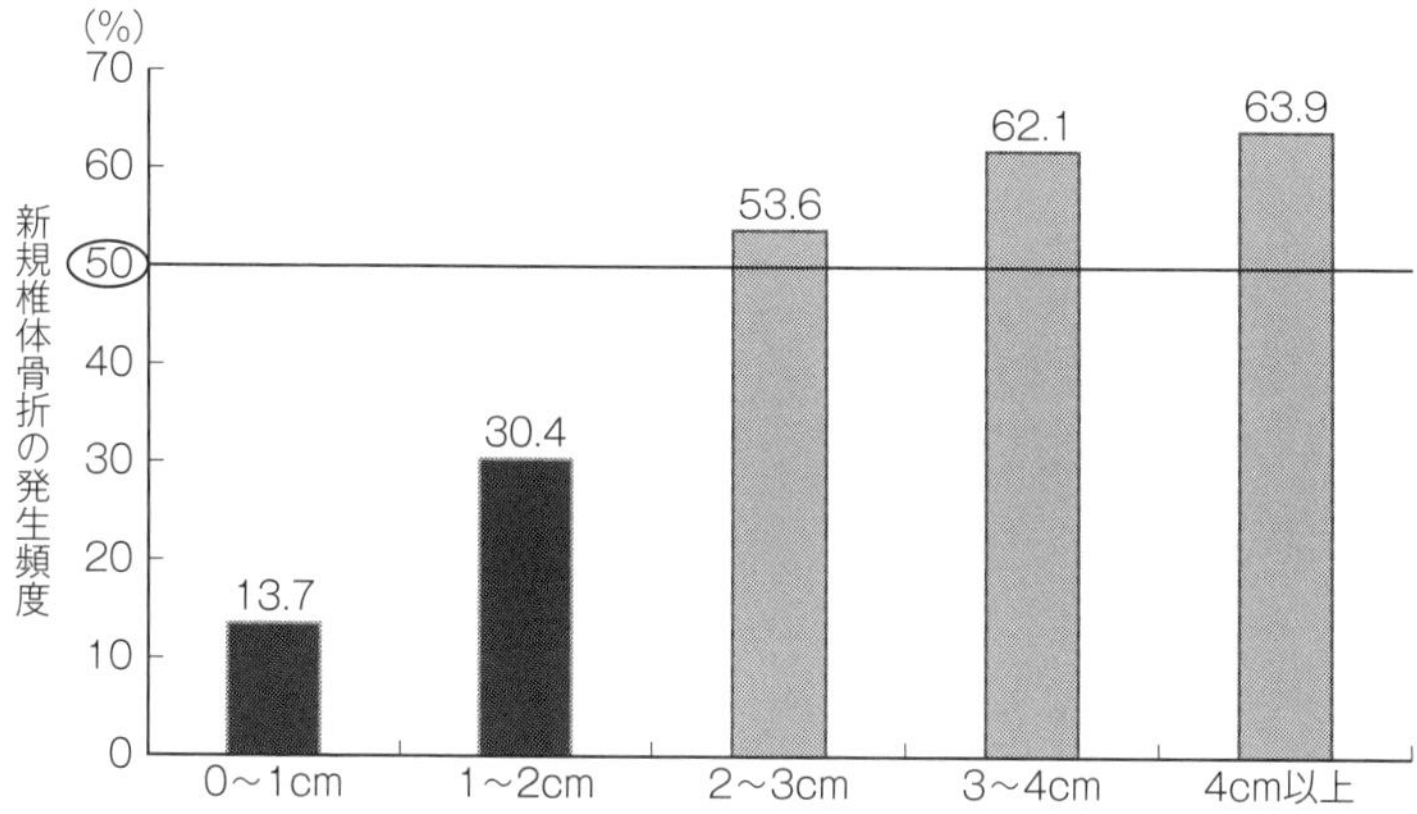

2cm以上の身長低下は、 50%以上の背骨の骨折確率を意味する

出典：Siminoski K et al. Osteoporos Int 2005 改変　骨粗鬆症の予防と治療ガイドライン 2011年版 改変

上にのぼります。４㎝以上低下している場合には、２カ所以上の椎体圧迫骨折を起こしている可能性が高くなります。

このような椎体圧迫骨折が疑われる症状に気づいたら、医療機関を受診し、適切な検査でその有無を確かめてください。

このような時に、わが国では医療機関よりも鍼灸《しんきゅう》・マッサージ・整骨院にかかる人が多いことが問題となっています。その際、Ｘ線検査だけではなく、ＣＴやＭＲＩによる検査も必要になることがあります。

というのも、かなり前に起こした古い椎体圧迫骨折で、大きく変形している状態であれば、Ｘ線検査でも確認できます。しかし、新しい直近の椎体圧迫骨折では、変形がまだ起きていないのでわからないことがあるのです。せっかく整形外科などの医療機関を受診しても、X線の画像には異常が見られないために「たいしたことではないでしょう」と医師から告げられ、そのまま放置してしまう患者さんも少なくありません。

そのため、圧迫骨折が疑われるときは、CTやMRIによる検査が不可欠とされるのです。

どのような病気もそうですが、早期発見・早期治療が大切です。前述した自覚症状に気づいたら、いち早く正しい検査を受けてください。**鍼灸・マッサージ・整骨院では骨粗しょう症は治りません。**

早期発見・早期治療により、いくつになってもその後の人生が大きく変わることになるかもしれません。

足の付け根の骨折は要介護生活につながる

手首の骨や足の付け根の骨、肩のすぐ下の骨は、いずれも骨折すると激痛に襲われるので、気がつかないなどということはありません。ですが、骨折したままの状態では動かせないため、治療をして治るまで不自由な生活を強いられることになります。

なかでも、**大ごとになりやすいのが、足の付け根（大腿骨近位部）の骨の骨折です。**

骨折をした直後は、身体をまったく動かせないので、病院へ入院する必要があります。治療には手術とリハビリが不可欠で、退院するまで早くても１ヵ月程度、遅ければ２ヵ月以上を要することになります。

それだけではありません。入院後に、せん妄や肺炎、床ずれ、認知症などを起こしたり、満足に身体を動かせないことから筋肉がやせ衰え、関節の動きも悪くなってしまう人が少なくありません。

実際、ベッドに寝たままの状態が続くと、筋肉は１週間で10〜15％もやせ細ります。骨折の手術は成功したものの、寝たきりで動けなくなることによる筋力低下（サルコペニア：筋肉減少症）などから「起きあがれない」「歩けない」という人も出てきます。

また、**手術とリハビリを受けて退院をし、無事に自宅に戻れたとしても、骨折する前と同じレベルまで日常生活動作が回復する人ばかりではありません。回復する人はたったの20％です。**１人で歩けなくなる人が60％、１年以内に死亡する人が20％もいます。

骨折前の歩行能力の高い人ほど回復しやすく、骨折前の歩行能力の低い人ほど回復しにくい傾向にあり、退院後は３人に１人が日常生活に支障をきたします。

平成25年における要介護の原因（男女要介護者）

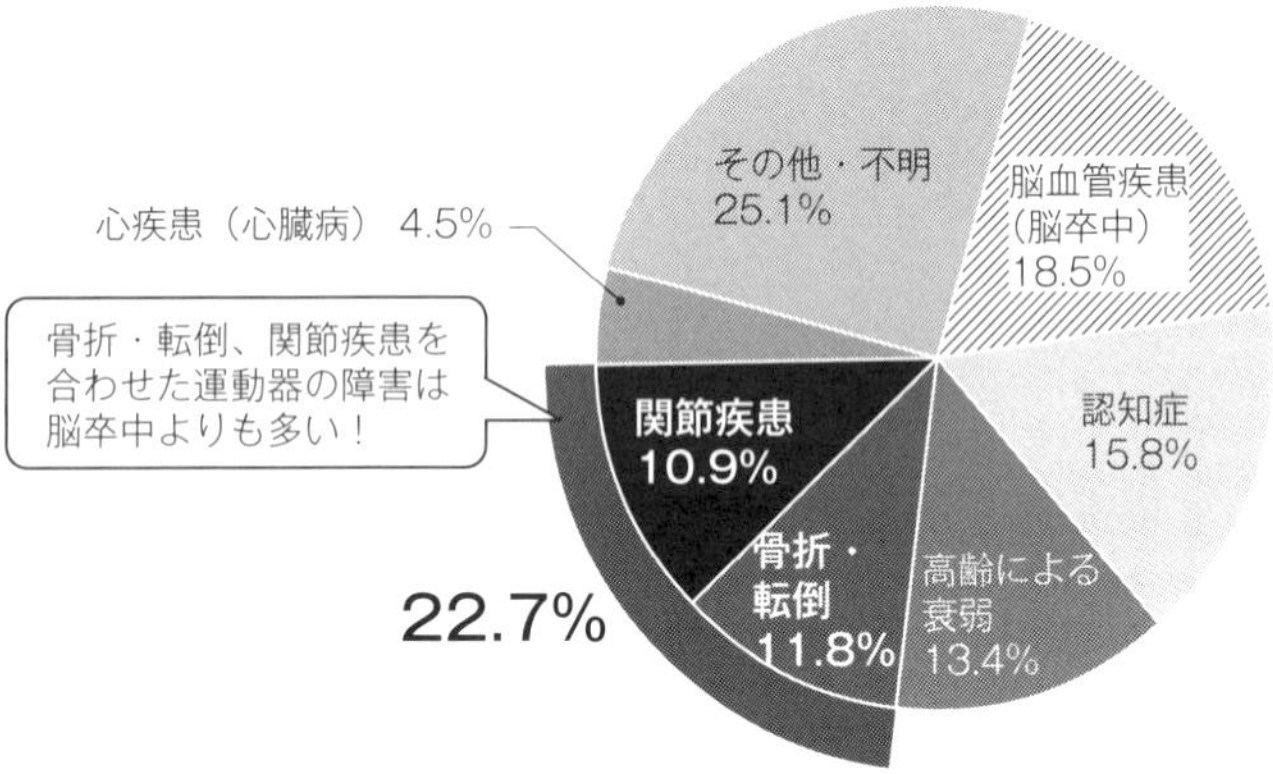

出典：平成26年国民生活基礎調査（平成25年）の結果から　グラフでみる世帯の状況. 改変

現在、国内において大腿骨近位部の骨折は年間18万件近く発生しています。その大半が65歳以上の高齢者で、年を追うごとに増加しています。女性は70歳前後、男性は80歳前後を境に急増し、患者数は女性（約14万人）が男性（約4万人）の約4倍にのぼります。

さて、足の付け根の骨折が極めて厄介《やっかい》なのは、歩行能力が十分に回復せず寝たきり状態となり、そのまま要介護の生活に陥《おちい》ってしまう人がたくさんいることです。

65歳以上の男女要介護者が、介護を受けることになったきっかけは、①脳卒中（18・5%）、②認知症（15・8%）、③高齢による衰弱（13・4%）、④骨折・転倒（11・8%）、⑤関節疾患（10・9%）の順で、骨折・転倒

介護が必要となった女性の主な原因

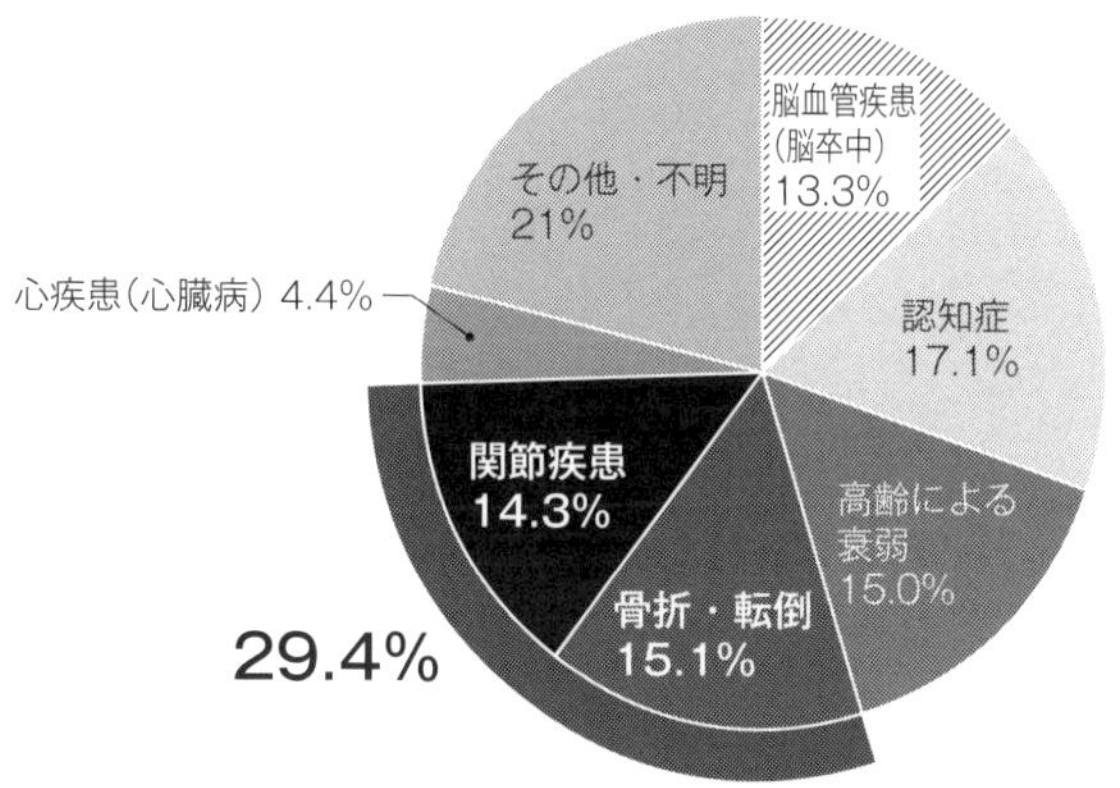

出典：平成26年国民生活基礎調査（平成25年）の結果から　グラフでみる世帯の状況. 改変

は第4位にランクされています。しかも、その大半を占めるのは、骨粗しょう症による大腿骨近位部骨折なのです。

とりわけ女性は、介護を受けるきっかけとしてもっとも多いのが認知症（17・1％）で、それに次ぐのが骨折・転倒（15・1％）と、骨粗しょう症による骨折・転倒と介護とは密接な関係にあることが、はっきりと見てとれます。そのうえ、骨折・転倒に関節疾患を合わせると運動器関連疾患が29・4％になり、介護を受けるきっかけとしてダントツ1位になります。

平成25年の日本人女性の平均寿命は86・6歳で世界一です。ただし、介護を必要としない自立した生活が可能な健康寿命は74・2歳にとどまり、その差は12・4年に及びます。

骨折・転倒をきっかけに介護を受ける女性が急増していること。その骨折・転倒の大半が骨粗しょう症による大腿骨近位部骨折であること。

そのことを考えると、女性にとって骨粗しょう症は、「いつまでも健康で、若々しく、美しく」という願いを妨げる「女性の最大の敵」といってもいい疾病でしょう。

しかも、骨粗しょう症による大腿骨近位部骨折を起こした患者さんの5人に1人が、骨折後1年以内に亡くなっています。そして、骨折後5年以内に死亡する人はおよそ半数にのぼります。5年生存率が約50%というのは、先の脊椎椎体圧迫骨折の5年生存率（約60%）をさらに下回る、驚くべき低さです。

このように、骨粗しょう症は、骨を老化させて骨折しやすくする病気ですが、それだけではすみません。骨粗しょう症による骨折は、内臓疾患や精神的疾患などさまざまな疾病を引き寄せ、寝たきりや要介護の生活へと転落する大きな要因になり、さらには命まで脅《おびや》かす危険度の高い病気なのです。

第2章

骨粗しょう症の発症リスク

骨粗しょう症になりやすい人、なりにくい人

骨粗しょう症は生活習慣病です。このことは、国民の健康目標を提示する「健康日本21」でも示されています。

ところが、日本ではその認識が一般には広まっていないようで、今でも多くの人が、骨粗しょう症というとすぐに「老化」「女性」とイメージされるようです。

たしかに、高齢の女性に多いのは事実ですが、そんなに単純なものではありません。骨粗しょう症は、さまざまな要因がいろいろと複雑に絡《から》みあって発症・進行します。

ここでは、**骨粗しょう症を発症させる危険因子**について、お話しをします。

骨粗しょう症は、遺伝的要因や性、加齢など、自分では「避けられない内的要因」と、食事や運動など「避けられる外的要因」とが、複雑に関わりあって発症します。つまり、**「身体にかかわるリスク」と「生活習慣にかかわるリスク」の2つが存在します。**

たしかに、「骨粗しょう症になりやすい人」「骨粗しょう症になりにくい人」という傾向はあります。ですが、たとえ骨粗しょう症になりやすいリスクを持っていても、自分自身

骨粗しょう症の要因

避けられない危険因子	避けられる危険因子
・加齢 ・女性 ・体型（小柄・やせ） ・家族歴 ・遅い初経（初潮） ・早い閉経 ・過去の骨折　など	・カルシウム不足 ・ビタミンD不足 ・ビタミンK不足 ・リンの過剰摂取 ・食塩の過剰摂取 ・極端な食事制限（ダイエット） ・運動不足 ・日照不足 ・喫煙 ・過度の飲酒 ・多量のコーヒー など

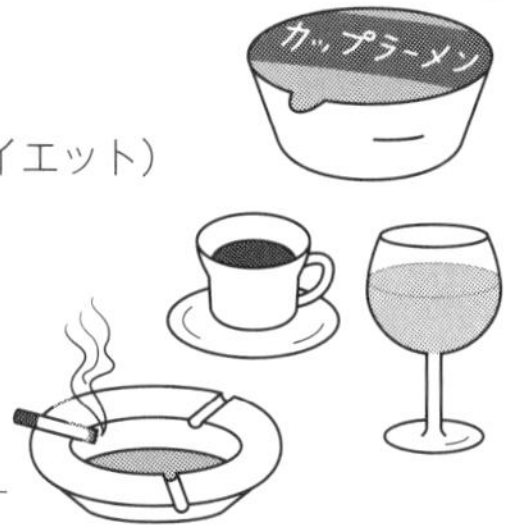

※リンは菓子、インスタント食品などの加工食品に多く含まれています。

生活習慣病としての骨粗しょう症

（他の疾患との比較）

	骨粗しょう症	動脈硬化	糖尿病
背景因子	骨代謝回転異常 （骨代謝マーカー）	高脂血症 高血圧	高血糖 尿蛋白
↓ 一次病変	骨量減少	冠動脈硬化 脳動脈硬化	血管症・腎症 神経症・網膜症
↓ 二次病変	骨折	心筋梗塞 脳梗塞	四肢壊死 腎不全・眼底出血

骨粗しょう症は動脈硬化や糖尿病と同じように、背景因子を原因として発症し、
一次の病変、さらに進展して二次の病変に進行する。
すなわち、生活習慣病としての性格を持つ。

で、克服したり、コントロールしたりして避けられるリスクもまた多いのです。

どのようなものがリスクとして存在するのか、まずそのことをしっかりと把握することが大切です。

身体的リスク①――「女性ホルモン」

身体的リスクとして、一番にあげられるのは、女性ホルモンです。具体的には、初潮の遅れや生理不順、無月経、閉経などです。

前の項目でも述べましたが、女性ホルモンは、破骨《はこつ》細胞に働きかけて骨吸収を抑制し、骨芽《こつが》細胞で骨形成を促進し、骨量の豊富なしっかりとした骨をつくるのに欠かせないホルモンです。卵巣《らんそう》からの女性ホルモンの分泌が増加すれば骨量も増加し、逆に、女性ホルモンの分泌が減少すれば骨量も減少します。

女子が初潮を迎えるのは、だいたい12歳前後です。それより初潮が遅れると、卵巣からの女性ホルモンの分泌の増加も遅れ、その結果、女性ホルモンをきっかけとする骨量増加のプッシュアップも遅れることになります。

通常の場合、骨量は18～20歳の頃にピークを迎え最大骨量となります。ですが、初潮が遅れると骨量の増加も遅れ、18〜20歳までに十分な骨量が得られなくなります。つまり、若いうちにできるだけ貯えておきたい「骨貯金」が少なくなり、年を重ねて骨量が減りはじめると、それだけ早く骨粗しょう症を発症しやすくなります。

生理不順や無月経がリスクにあげられるのも、卵巣からの女性ホルモンが減少したり、ストップしたりするためです。生理不順が頻繁《ひんぱん》に起きたり、長期にわたって無月経になったりすれば、その影響はのちのちまで及びます。

約２００人の女性を対象に行った私たちの調査でも、このことがはっきりと証明されています。生理が順調だった女性は、40代後半からの骨量減少は年間約１％以内にとどまります。しかし、生理不順に悩んだ女性は骨量の減少は年間２％を超え、前者の２倍以上にも及んでいます。

さらに、**加齢によって閉経すると、女性ホルモンの分泌は一気に減少します。**その減り方は「極端」の一言に尽きます。したがって、加齢による閉経は、骨粗しょう症を発症する身体的リスクのなかでも、もっとも大きな要因となります。

閉経した女性の多くは、55歳までに男性と同じレベルまで女性ホルモンが減少しています。そして、これ以降は男女差が逆転し、60歳を超えると女性の女性ホルモン分泌量は男性の半分にまで減ります。そのぶん骨量も急減するため、女性のほうが骨粗しょう症になりやすくなるのです。

こうした理由から、高齢の女性に骨粗しょう症が多くなるのです。

身体的リスク②――「母親からの遺伝」「小柄で細身の体型」

骨粗しょう症には、遺伝的要因もあります。最大骨量がどれぐらいになるかは、母親からの遺伝がかかわっていて、私たちの調査では遺伝する確率は60％近くにのぼります。

実際、**骨粗しょう症の祖母や母親を持つ場合、本人の最大骨量も平均的な水準まで届かないというケースが少なくありません。**骨貯金が少ないことから骨粗しょう症になりやすいのです。

また、体型も骨量と密接な関わりがあります。

骨細胞は骨に重力などの負荷がかかることで活性化します。したがって、負荷が大きければ大きいほど骨量は増加しますし、負荷が小さければ小さいほど骨量は増えにくくなり、そのうえさらに減りやすくなります。**小柄で細身の体型だと体重も軽くなるため、骨に対する負荷が小さく、もともとの骨貯金が少なく、さらに骨量が減りやすいのです。**

骨量を減少させるおもな病気や薬

病気	薬剤［（　）内は使用されるおもな病気］
・甲状腺の病気 ・糖尿病 ・肝臓病 ・腎臓病　など	・ステロイド剤 （関節リウマチ、気管支喘息、潰瘍性大腸炎など） ・ホルモン抑制剤 （乳がん、子宮内膜症など）
・胃切除	
・両側卵巣摘出 ・長期間の無月経	

つまり、身長が高くて太めの大柄な体型の人ほど骨量は多く、身長が低くて小柄で細身の体型の人ほど骨量は少ないのです。

身体的リスク③——「ささいな骨折」「手術」「病気」

実は、ささいな骨折や手術の経験があるかどうかも、骨粗しょう症の発症にかかわってきます。

若い頃からちょっとしたことで骨折しやすいのは、骨量が少ないからです。もともとの骨貯金が少なければ、加齢とともにそれが減りはじめると、たちまち骨粗しょう症になってしまいます。

ある特定の手術を受けた経歴も、リスクになります。たとえば、卵巣の摘出手術などはその典型です。

通常、女性の閉経後の骨量減少は年間1～2％で、20年経っても骨量の減少はせいぜい20％くらいにとどまります。しかし、子宮や卵巣の病気を患《わずら》い、手術で左右両方の卵巣を切除すると、1年間に10％もの骨量減少が引き起こされることもあります。

また、胃の手術もリスクにあげられます。胃の全摘はもちろん、一部切除であっても、胃を切れば手術を受ける前より食事量が減ります。加えて、食べ物の消化・吸収能力も低下することから、カルシウムやビタミンDなどの不足を招き、骨がつくりにくくなって、骨粗しょう症を発症しやすくなります。

前述のコラム「骨粗しょう症には種類がある」（P46参照）でも述べたように、ほかの病気が原因で引き起こされる骨粗しょう症を「続発性骨粗しょう症」といいます。続発性骨粗しょう症を起こす病気も身体的リスクの一つです。

代表的な病気として、副甲状腺《こうじょうせん》機能亢進症や甲状腺機能亢進症、性腺機能低下症、糖尿病、関節リウマチ、慢性腎臓病、慢性閉塞性肺疾患（ＣＯＰＤ）などがあります。なかでも最近注目を浴びているのは、骨密度検査で見つけられない「新型骨粗しょう症」を引き起こす糖尿病です。

糖尿病は血液中の糖分（血糖）が上がって高血糖を招く病気です。この高血糖が骨のタンパク（コラーゲン）に糖を付着させて糖化を起こし、骨質の劣化をもたらします。

つまり、糖尿病は、骨量の減少が見られないのに、骨質の劣化から骨粗しょう症を引き起こしやすくするやっかいな病気です。

動脈硬化や慢性腎臓病などでも、骨質の劣化から新型骨粗しょう症が起きやすくなります。男性に多いのですが、女性も例外ではありません。

生活習慣のなかのリスク①――「ダイエット」「食習慣」

普段の生活のなかにも、骨粗しょう症の発症のリスクは潜《ひそ》んでいます。なかでも、関わりが深いのは、食事や運動、喫煙、飲酒、紫外線対策などです。

まず、**女性の方にとくに気をつけてほしいのはダイエットです。**無理なダイエットや、それによるやせすぎは、骨粗しょう症の大きな危険因子になります。栄養不足に加えて、女性ホルモンの分泌低下を招き、骨量の減少につながるからです。

実は、**女性ホルモンを分泌するのは卵巣だけではありません。脂肪細胞からも分泌されます。**ですから、**短期間のダイエットで激やせをすると、両者からの分泌が減少してしまいます。**また、激やせをすると脂肪細胞それ自体の数も減り、さらに女性ホルモンの分泌もおし下げます。さらに、生理不順や無月経を起こすきっかけにもなり、骨量の激減からいつ骨粗しょう症予備群に陥《おちい》ってもおかしくない状態になってしまいます。

気をつけたいのは、いま10代の女子の間で話題になっている「シンデレラ体重」（「身長m×身長m×20×0・9」kg）を目指すような過激なダイエットです。ヒトの肥満度を表す体格指数：ボディ・マス・インデックス（BMI）が18・5以下の病的なやせ過ぎ状態になってしまうと、10年もしないうちに骨粗しょう症予備群に転落することになりかねません。このBMIの値は、「体重（kg）÷［身長（m）×身長（m）］」で求められます。

「スリムになって、もっとキレイになりたい」という気持ちもわかりますが、やせ過ぎるとキレイになるどころか、老け顔となり、骨の健康を大きく損《そこ》なうことになってしまいます。

ちなみにフランスではBMIが18以下のモデルを使用すると、不健康を礼賛《らいさん》することになり、罰金や懲役刑になる法律が決まったくらいです。

偏食やバランスの悪い食事、不規則な食生活も、骨量を減少させ骨粗しょう症につながる可能性があります。とりわけ骨の主成分であるカルシウムと、カルシウムの吸収に欠か

せないビタミンDが不足するような食生活は問題です。

カルシウムが不足すると、骨形成が思うように進まず、骨量の豊かなしっかりとした骨がつくれません。また、カルシウム不足から血液中のカルシウム濃度が低下すると、血液中のカルシウムを補充しようと骨吸収が一挙に加速されるため、ますます骨量が減少してしまいます。

カルシウムやビタミンDだけではありません。骨の新陳代謝にはタンパク質やビタミンKも重要です。

「年をとったら粗食《そしょく》でいい」と、日本では長くそのように信じられてきました。ですが、これは身体を動かすためのカロリーと、身体の健康を維持するための栄養とを混同した誤った考えです。

若い頃と比べて、摂取カロリーは制限しても構いません。しかし、食事からバランスよく栄養を摂《と》るのは必要不可欠です。たとえば、必要なタンパク質量は、20代も80代も同じです。

心配なのは、若い女性だけではなく50〜60代の中高年女性にも「やせ願望」が高まっていることです。メタボリックシンドロームに対する警鐘《けいしょう》や肥満解消の大々的なキャンペー

バランスのとれた食事

・主食（ごはん・パン・麺）
・副菜（野菜・きのこ・いも・海藻料理）
・主菜（肉・魚・卵・大豆料理）
のそろった食事のことです。カルシウムが不足しないように、副菜で緑黄色野菜や海藻類を、主菜で大豆料理をとるように心がけましょう。

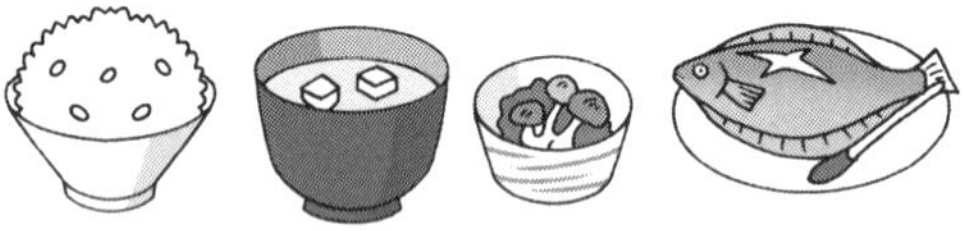

過剰摂取を避けたほうがよい食品

・リンを多く含む食品
（加工食品、コーラなど）
・食塩
・カフェインを多く含む食品
（コーヒー、紅茶など）
・アルコールの過剰摂取

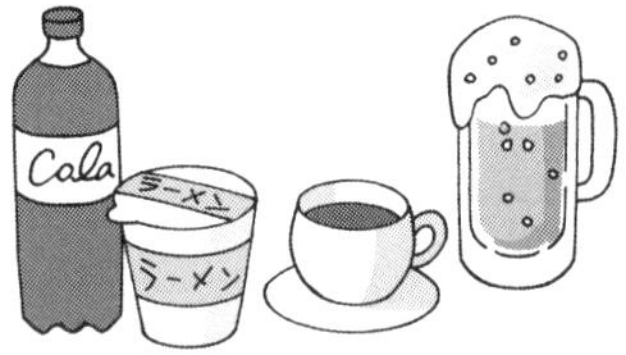

ンに後おしされているのかもしれません。ですが、もともとやせ気味の傾向が見られる女性が、安易にダイエットに走るのは禁物です。栄養不足から骨量の減少を招き、骨粗しょう症を起こしかねないからです。

更年期以降は、いやでも骨密度が落ちてきます。そのぶんを補うためにも、栄養はしっかりとバランスよくとることを心がけてください。

生活習慣のなかのリスク②――「清涼飲料水」「スナック」「コーヒー・お酒の飲み過ぎ」

骨の健康のためには、バランスよく食べることが大事ですが、逆に、とり過ぎると骨の健康を損なう食べものがあります。代表的なのは、清涼飲料水やスナック類です。

ポテトチップスを頬《ほお》ばりながら清涼飲料水を飲む――これが一番よくありません。どちらも糖分が高いため、骨のコラーゲンを糖化し骨質の劣化をもたらします。さらに、スナックに使用される防腐剤にはリン（無機質の一種）が多く含まれていますが、リンは骨吸収を促して骨量の減少をもたらします。

また、コーヒーを飲み過ぎるのもよくありません。１日２～４杯程度のコーヒーには、がん予防などの健康効果があることが報告されています。ですが、1日に10杯以上飲むと、さすがに骨量を減少させます。コーヒーに含まれるカフェインが食事からのカルシウムの吸収を低下させるのです。また同時に、カフェインの利尿作用によって、カルシウムがどんどん体内から尿として排泄《はいせつ》されやすくなります。

一方、お酒の飲み過ぎは骨折を増加させます。日本酒に換算して1日2合以上のお酒を飲むと、骨粗しょう症のリスクになります。しかも、お酒の飲み過ぎは足の付け根の骨折のリスクを１・５倍以上に高めます。飲み過ぎれば飲み過ぎるほど、骨折のリスクも高まることを、お酒の好きな人はぜひ覚えておいてください。

生活習慣のなかのリスク③——「運動不足」「過度のUV対策」「タバコ」

丈夫で健康な骨をつくるには運動が欠かせません。したがって、運動不足は骨粗しょう症の重大なリスクになります。

小学生・中学生時代などの成長期に、身体を積極的に動かしておかないと、骨は成長しないし、骨量も十分に増加しません。その時期に最大骨量が一定の水準に達していないと、その後、年を重ねて骨量が減少しはじめた時に、早い段階で骨粗しょう症レベルまで落ちてしまいます。

また、最大骨量が一定に達していても、大人になって運動する機会が減ると、運動不足から骨量の減少を招きます。骨の新陳代謝つまり骨代謝回転のバランスを保つには、適度な運動で骨に負荷をかけることがとても大切なのです。

さて、意外な骨粗しょう症のリスクとしてあげられるのは、過度の紫外線対策です。

最近はメラノーマ（悪性黒色腫）などの皮膚がんをはじめ、シミ・シワなどを防ぐため、紫外線を可能な限り避けようとする人が急増しています。日向《ひなた》を避けるのはもちろん、U

Ｖカットクリームを顔にしっかり塗ったうえで、冬でも日傘をさしたり、つばひろの帽子をかぶったりするなど、過剰なまでに紫外線対策をしている人が目立ちます。

しかし、**徹底的に紫外線を避けることは、骨量を減少させ、骨粗しょう症予備群の道へと突き進むことになります。**というのも、体内のビタミンＤの80％は紫外線によって皮膚で生成されるので、カルシウムの小腸などからの吸収や骨への沈着が妨げられてしまうからです。

食事からとるビタミンＤより、紫外線によるビタミンＤの方がはるかに多く、適度に紫外線を浴びることは、骨の健康に欠かせないのです。日本はオーストラリアやニュージーランドなどと比べると、日光浴でメラノーマなどを発病させるリスクは百分の一くらいしかありません。過剰なＵＶ対策は必要ないといえるでしょう。

タバコは「百害あって一利なし」といわれるほど、さまざまな病気の危険因子としてあげられていますが、骨量を減らし骨折を増やす重大なリスクの一つでもあります。

タバコは、胃腸の働きや消化液の分泌を低下させ、食べものからのカルシウムの吸収を妨げます。また、尿中へのカルシウム排泄を促進します。さらに、骨形成を妨《さまた》げることも明らかになっています。

骨はもとより、全身の健康のためにも、禁煙を強くおすすめします。

新型も従来型も、骨粗しょう症は生活改善が予防の基本

ここまで、骨粗しょう症を発症するリスクについて見てきました。

骨粗しょう症は、身体的なリスクからなる人もいれば、遺伝的要因がなくても生活習慣の積み重ねからなる人もいますし、身体的なリスクに生活習慣のなかのリスクが重なってなる人もいます。

ちなみに、遺伝的要因がなくても生活習慣の積み重ねからなる骨粗しょう症として見逃せないのが、糖尿病や動脈硬化、慢性腎臓病などの生活習慣病を患《わずら》う中高年のとくに男性に急増中の「新型骨粗しょう症」です（P74参照）。

骨量や骨密度に異常が見られない新しいタイプの骨粗しょう症で、骨密度検査で発見できないことから「新型骨粗しょう症」として恐れられています。

「そんな骨粗しょう症もあるのですか……」

こうびっくりされる方もおそらく多いと思います。

骨と皮膚におけるコラーゲンとコラーゲン架橋の関与

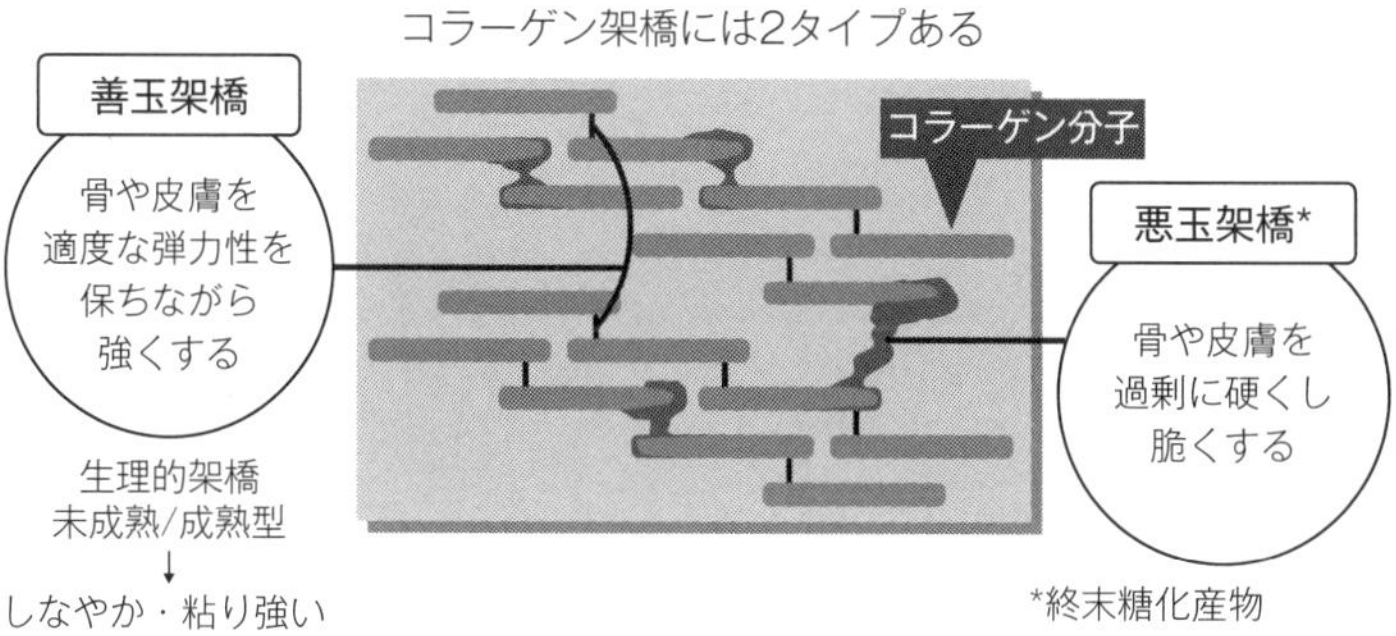

先に述べた骨粗しょう症の国際的な定義を思い出してください。骨粗しょう症の進行で骨が折れやすくなるのは骨強度が低下するからですが、その原因は、**「骨密度の低下」**と**「骨質の劣化」**の二つです。

新型骨粗しょう症は、前者の骨密度の低下は見られないものの、後者の骨質の劣化から骨粗しょう症を招き、骨折しやすい状態に陥るのが特徴です。

骨質の劣化を招く原因はいくつかありますが、そのなかでも重要なものの一つが、骨の体積の半分を占めるコラーゲンの状態です。コラーゲンはタンパク質の一種で、コラーゲンの分子同士が結合し、線維《せんい》状になって骨の中を無数に走っています。骨は強い外力を受けたとき、自らをほどよくしならせることでその衝撃を和《やわ》らげます。この役割を担うのが骨の中を走るコラーゲンの線維です。

ところが、糖尿病や動脈硬化などの生活習慣病は、コラーゲン線維とコラーゲン線維をつなぐ「かすがい」のようなもの（コラーゲン架橋《かきょう》）に糖化や酸化を起こします。すると骨からしなやかさや弾力性が失われ、骨はガラスや陶器のように硬くて脆いもの、悪玉架橋（コラーゲンが糖化や酸化をうけて変性した物質：終末糖化産物）に変質します。つまり骨質の劣化を招き、新型骨粗しょう症を発症させ、どんどん進行させてしまうのです。

現在のところ、コラーゲン架橋の糖化や酸化の程度を確かめる簡便な検査法は確立されていません。また、骨質の劣化を調べる容易な検査法もありません。そのため、骨折した後に骨密度の低下が認められないことや、生活習慣病の有無などを総合的に考慮し、新型骨粗しょう症と結論づけられるケースが少なくありません。

驚くのは、**国内で新型骨粗しょう症になりやすい人が、すでに2200万人以上にのぼる**ことです。これは、国民の約6人に1人が新型骨粗しょう症を発症させやすい状態にあるということです。

ですが、新型骨粗しょう症も、もとをただせば、生活習慣が発症の要因です。

また、20代後半とまだ若いうちから骨粗しょう症予備群になる人も、身体的なリスクがあるうえに生活習慣の問題が重なっているケースが多いようです。

たとえば、遺伝的影響や小柄でやせた体型からもともと骨量が少ないところに、10代の成長期に偏食や運動嫌いなどで栄養や運動が不足し、十分な骨貯金をできなかった。または、成長期に十分な骨量を獲得していても、その後、無理なダイエットなどから骨量を維持できず、20代のうちから骨量の目減りを抑えられなかった、などのケースもあります。

この場合も、遺伝や体質の問題はあったとしても、そのリスクを助長させたのは生活習慣です。

遺伝的要因があってもなくても、生活習慣のなかのリスクを小さくすれば、それだけ予防や治癒への道を切り拓くことができます。このことは、すべての骨粗しょう症に共通して言えることです。しっかりと骨粗しょう症の発症リスクを見据《みす》え、生活習慣の改善に取り組んでください。

次ページにある骨粗しょう症のチェックリストで、自分が骨粗しょう症になりやすいか否か、自己診断してみましょう。「イエス」の数が多ければ多いほど、骨粗しょう症になりやすいといえます。食生活や嗜好品《しこう》、生活習慣など、自分自身で改善できることは改善し、「ノー」の数を増やすようにしましょう。

骨粗しょう症チェックリスト

以下の20の質問に「イエス」だったら「イエス」の欄に○、「ノー」だったら「ノー」の欄に○を書いてください。

	質問項目	イエス	ノー
1	小柄で細身の体型ですか		
2	母や祖母に骨粗しょう症の人がいますか		
3	ささいなことで骨折したことがありますか		
4	初経（初潮）がほかの人に比べて遅かったですか		
5	頻繁に、また長期にわたって生理不順になったことがありますか		
6	閉経になっていますか		
7	左右両方の卵巣の摘出手術を受けていますか		
8	胃の摘出手術を受けていますか		
9	副腎皮質ホルモン（ステロイド薬）を飲んでいますか		
10	過度のダイエットをしたことがありますか		
11	牛乳や乳製品が好きではありませんか		
12	青身の魚や豆腐をあまり食べませんか		
13	お酒（アルコール類）をよく飲みますか		
14	コーヒーを1日10杯以上飲みますか		
15	タバコをよく吸いますか		
16	中学・高校時代、あまり運動をしませんでしたか		
17	運動は苦手で、ふだんからあまり歩いていませんか		
18	日光に当たらない生活をしていますか		
19	最近、身長が低くなりましたか		
20	最近、背中が丸くなりましたか		

（著者作成）

第3章

骨の老化を早く知る

さまざまな検査法が確立されている

骨粗しょう症は発症・進行しても深く静かに潜行《せんこう》し、突然、骨折してはじめて気づくことが多い沈黙の病です。そのうえ背骨の骨折（椎体《ついたい》圧迫骨折）に限ると、気づくのは3人に1人で、あとの2人はまったく気づかないという厄介《やっかい》な病気でもあります。

ですが、幸いなことに、**あらかじめ骨粗しょう症のリスクや骨折のリスクをさぐる簡単で便利なツールや、骨折の有無をさぐる簡単な検査法などが、すでに確立されています。**

しかも、わざわざクリニックや病院に出向かなくても、家でできる自己診断法です。

また、最近は地方自治体の骨粗しょう症検診が普及してきました。検診の内容にまだまだ不十分なところや限界もありますが、そのことを理解したうえで、うまく活用することで早期発見につなげられます。

もちろん、骨粗しょう症か否か、骨粗しょう症ならばどのくらい進行しているのか、その病状をさぐる優れた各種の検査法も確立されています。

骨粗しょう症こそ、早期発見・早期治療が求められる病気です。私たち自身もそうした検査法などについて正しい知識を持つことで、いち早く骨粗しょう症に気づき、その予防や治療に役立てて骨の若返りをはかることが可能となります。

骨粗しょう症の自己診断ができるＦＯＳＴＡ（フォスタ）

骨粗しょう症になりやすいのか、なりにくいのか。そのリスクを知るもっとも簡単な方法が「ＦＯＳＴＡ指標」を用いたツールです。

アジアの８ヵ国、８００人の女性を対象とした調査で、「女性の骨量が年齢と体重に密接に関係する」と明らかにされたことからつくられました。

やり方をご説明しましょう。

左記の計算式で、まず自分のＦＯＳＴＡ指標の値を出します。

ＦＯＳＴＡ指標＝［体重（kg）－年齢（歳）］×０・２

次に自分のＦＯＳＴＡ指標の値が、①高リスク、②中リスク、③低リスクの３段階のうち、どの段階に該当するのかを確かめます。これで骨粗しょう症になりやすい自らのリスクが判明します。

①高リスク　FOSTA指標がマイナス4未満
②中リスク　FOSTA指標がマイナス4～マイナス1
③低リスク　FOSTA指標がマイナス1を超えた数値

計算式を使わなくても、次ページのチェック表で、自分の年齢と体重が交わるところをチェックするとリスクがわかります。

このFOSTA指標を用いる方法は、あくまでも現時点で、どのくらい骨粗しょう症になりやすいのか、発症の危険度をさぐるためのものです。高リスクに該当したからといって、即、骨粗しょう症であるというわけではありません。

骨粗しょう症の発症には、年齢や体重以外のことも大きくかかわってきます。

この方法による結果から、「私は骨粗しょう症なのかしら……」と疑問や不安を覚えたときは、ぜひ医療機関を受診して必要な検査を受けてください。骨粗しょう症への意識を高め、早期発見のためのよいきっかけとして、FOSTAをぜひ利用してください。

FOSTA指標で知る骨粗しょう症のリスク

この表の年齢と体重が交わるところが、あなたの骨粗しょう症のリスクを示します。

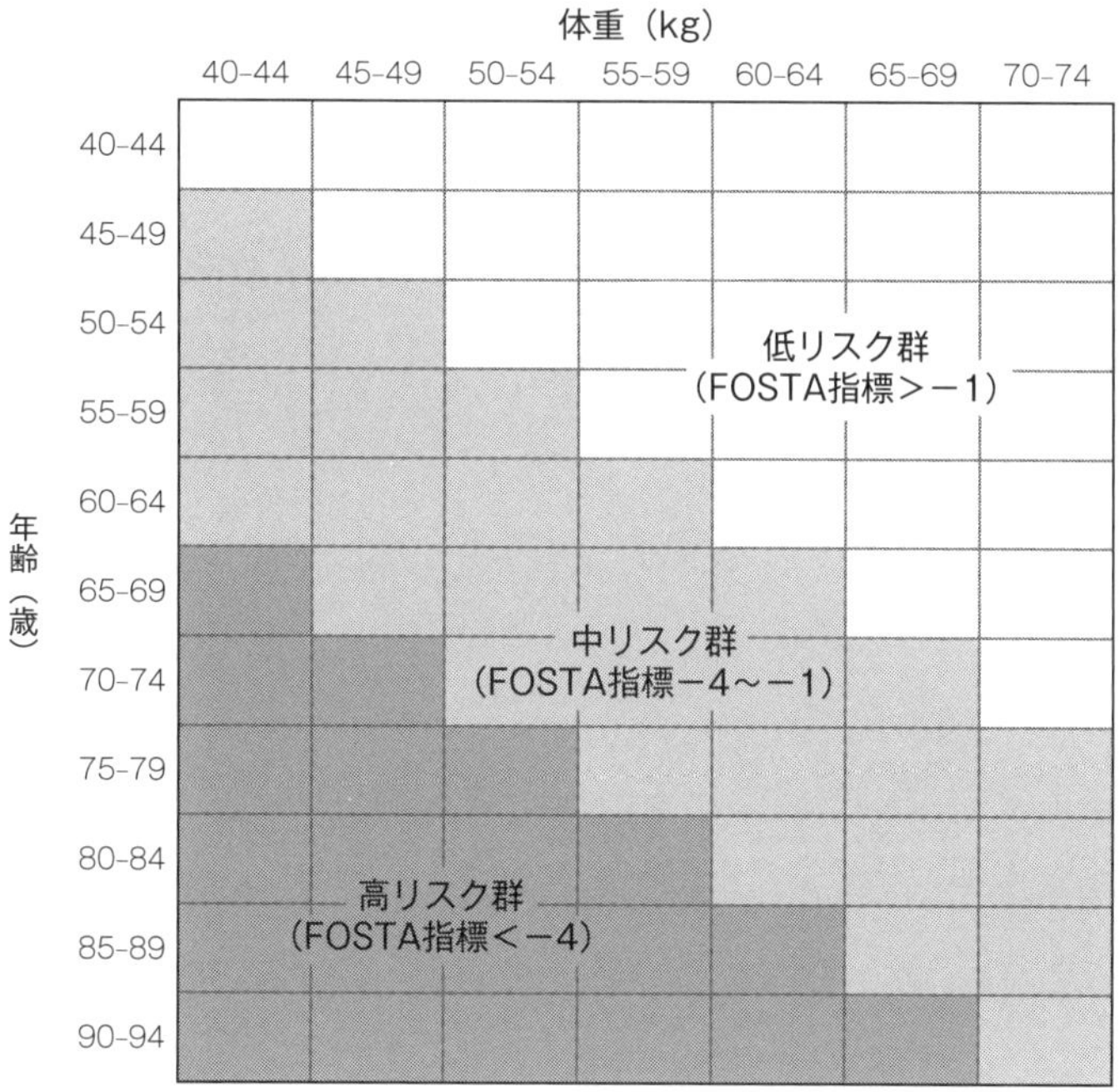

年齢と体重だけで、骨粗しょう症のリスクを知るための計算式

FOSTA＝[体重（kg）－年齢（歳）]×0.2

（例）56歳で体重58kgの女性の場合

FOSTA指標＝[58－56]×0.2＝0.4（低リスク）

FOSTA指標が ➡
－4未満の人は**高リスク群**
－4～－1の人は**中リスク群**
－1を超えた人は**低リスク群**

今後10年間の骨折の確率をさぐるＦＲＡＸ®（フラックス）

骨粗しょう症を発症しているかどうかはともかく、自分がどれくらい骨折しやすいのか、今後10年間の骨折確率（％）をさぐるのに便利なツールが「ＦＲＡＸ®（骨折リスク評価ツール）」です。世界保健機関（ＷＨＯ）が世界各地における骨折のデータからつくった、きわめて信頼性の高いものです。40歳以上90歳までの人を対象としています。

ＦＲＡＸ®を利用するときはインターネットに接続してください。Ｇｏｏｇｌｅなどの検索ソフトに「ＦＲＡＸ」「日本」の二文字などを入力し、「ＦＲＡＸ®：ＷＨＯ骨折リスク評価ツール」のホームページへ移動し、日本語版ＦＲＡＸ®の「計算ツール」のページを開きます。

そして、アンケートの質問に答える形で、次の12の項目について回答します。

①年齢と誕生日、②性別、③体重（kg）、④身長（cm）、⑤骨折歴、⑥両親の大腿骨近位部の骨折歴、⑦現在の喫煙、⑧糖質コルチコイド、⑨関節リウマチ、⑩続発性骨粗鬆症、⑪アルコール（1日3単位以上摂取：ビール1単位285ml、ワイン1単位120ml、蒸留酒シングル1単位30ml）、⑫骨密度（ＢＭＤ）。いずれもアンケートの下にある「危険因

FRAX®：WHO骨折リスク評価ツール

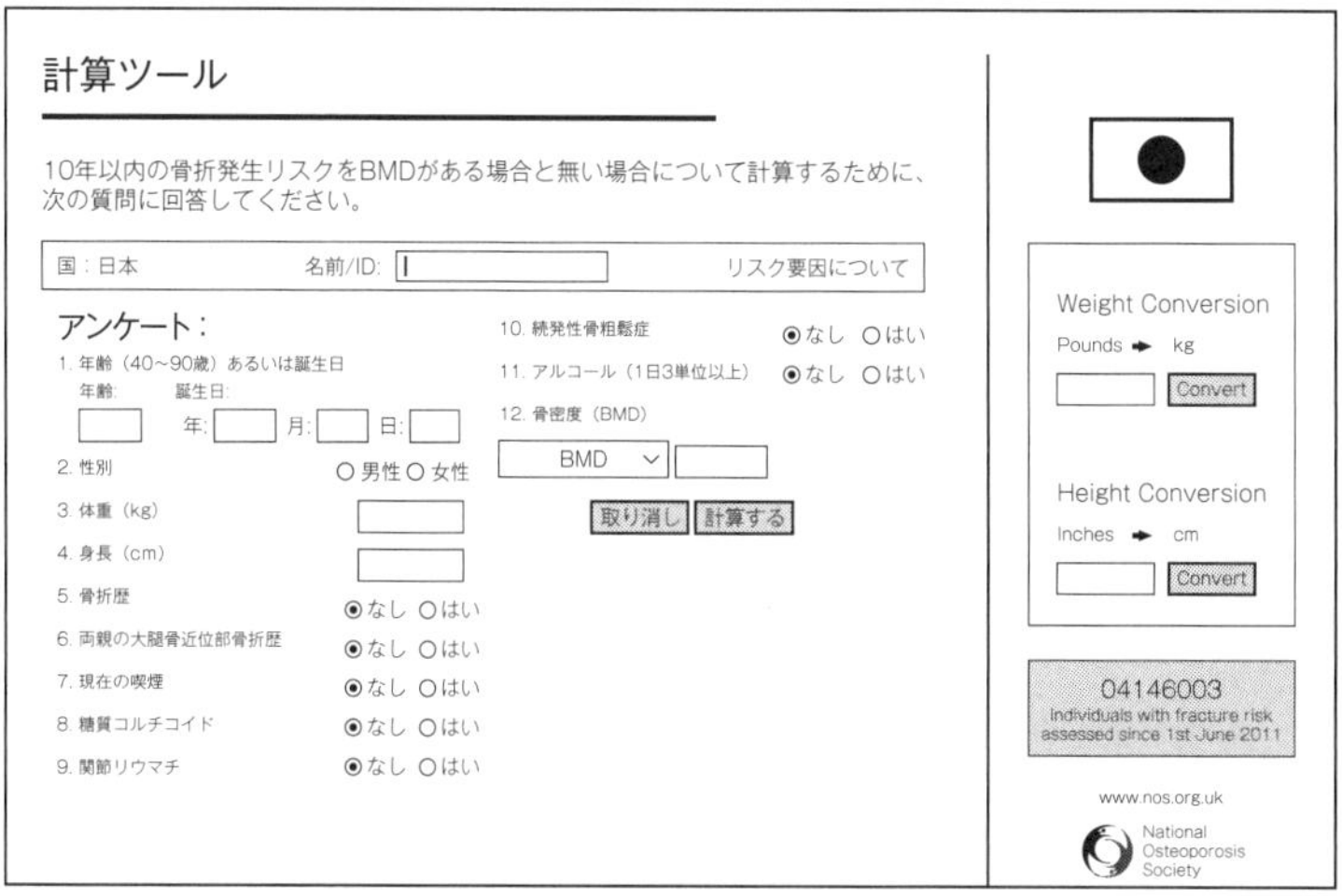

子」の注意事項を参考にすれば容易に回答できる項目ばかりです。

質問に対する回答を終えたら、「計算する」をクリックすると「Major osteoporotic fracture」は「○（%）」、「Hip fracture」は「○（%）」と数値が自動的に表示されます。

「Major osteoporotic fracture」とは、背骨の椎体《ついたい》圧迫骨折や手首の橈骨《とうこつ》遠位端骨折、足の付け根の大《だい》腿骨《たいこつ》近位部骨折、肩のすぐ下の上腕骨《じょうわんこつ》近位部骨折など、骨粗しょう症を背景とする主な4カ所の骨折のことです。「Hip fracture」は大腿骨近位部骨折のことです。それぞれ自動的に表示された数値が、あなたの今後10年間の骨折確率です。

「Major osteoporotic fracture」が15%以上か、あるいは「Hip fracture」が5%以上のときは、「治療

の必要あり」と考えられるのですみやかに医療機関を受診していただければと思います。

骨粗しょう症検査は、意識的に必ず受けることが大事

骨粗しょう症を早期発見するために、女性にはぜひともやっていただきたいことがあります。お住まいの市町村などで行われている骨粗しょう症検診をかならず受けることです。各市町村における骨粗しょう症検診は、国の健康増進法の一環として行われています。40歳から5年おきに45歳、50歳、55歳、60歳、65歳、70歳と受けられるので「節目検診」と呼ばれています。

骨粗しょう症検診では問診と骨密度の測定などが行われます。骨密度から骨量をおしはかり、問診の結果とあわせて骨量減少の程度や、骨粗しょう症か否かなどを判断します。骨量の減少が著しいときや骨粗しょう症と判断されれば、「精密検査が必要」と告げられ医療機関を紹介されることもあります。

腰椎骨量は20〜45歳くらいまで高いレベルのまま推移し、その後は減少しはじめます。骨量が減少する前にどのくらい骨量を有していたのか、いわばどれだけの骨貯金があるの

骨粗しょう症検診の実施施設・場所

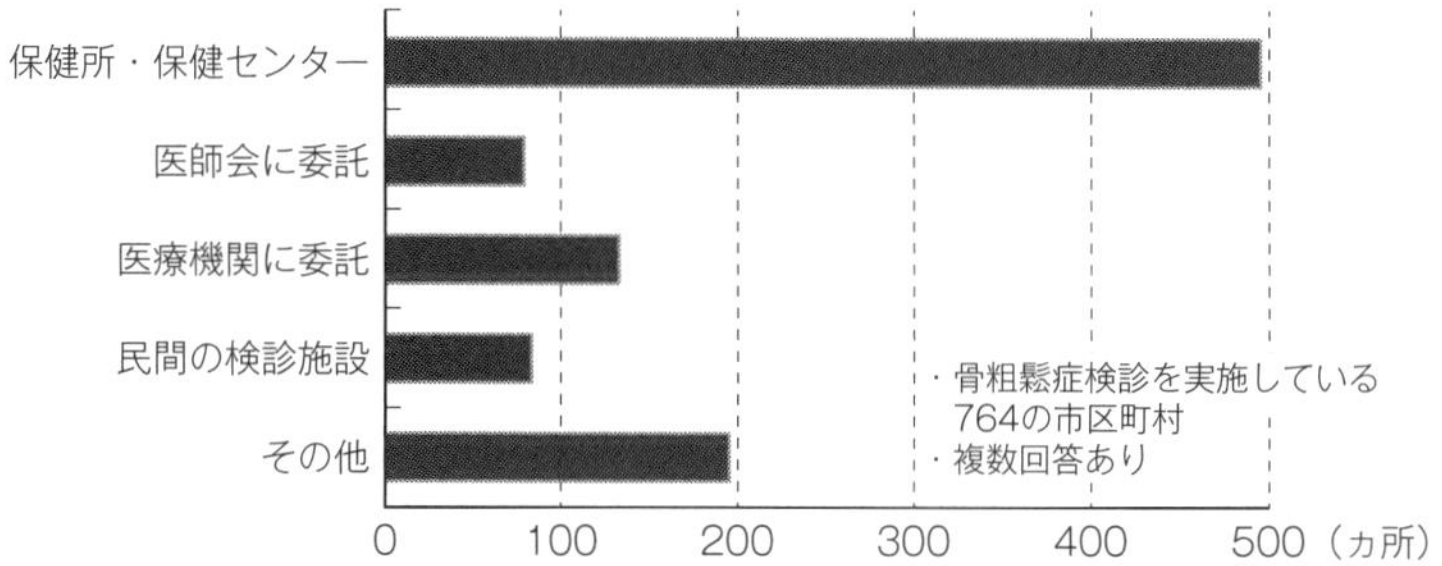

出典：（財）骨粗鬆症財団 報告書「骨粗鬆症による要介護状態発生の予防にむけて」（平成20年）より

かを知るためには、40歳を迎えたときに最初の骨粗しょう症検診を受けておくことがとても大切です。その数値が、その後どのくらい骨量が減少しているかを知るための基準となります。

もう少し欲をいえば、生涯で骨量の増加がピークを迎える18～20歳のときに、一度、骨密度を測っておくと万全です。無理なダイエットなどで女性ホルモンが減り、20代後半や30代などで骨量の減少をきたしても、最大骨量のときの骨密度を基準に骨量減少の推移やその程度などがわかるからです。

40歳からは、5年おきにきちんと骨粗しょう症検診を受ければ、自分の骨量やその推移などをそのたびに確認できます。必要なら早めに手を打つこともできますし、骨粗しょう症の早期発見・早期治療に役立つことは間違いありません。

現状の骨粗しょう症検診の限界と弱点

ここまで骨粗しょう症の検診について見てきましたが、現時点では残念ながらまだまだ万全とはいえません。

理由の一つは、骨粗しょう症検診に取り組んでいる市町村は全国の6割にとどまることです。日本の女性人口はおよそ6500万人、そのうちの980万人、およそ7人に1人の女性が骨粗しょう症の患者さんですから、残り4割の市町村も早急に骨粗しょう症検診に取り組むことを期待します。

また、啓蒙《けいもう》・啓発活動がまだまだ不十分なせいか、骨粗しょう症検診を受けられるにもかかわらず受けていない女性もたくさんいます。実際、受けている女性はわずか5・7％前後に過ぎません。

各市町村から骨粗しょう症検診のお知らせが届いたら、かならず受けるようにしてください。費用は無料か、有料であってもわずか千円以下の費用ですみます。

もう一つの理由は、今のところ骨粗しょう症検診は、70歳で打ち切られていることです。

女性の大腿骨近位部骨折は、70歳前後から急増し、80代でもっとも多くなります。70歳を超えても、骨粗しょう症検診の重要性は上がりこそすれ、下がることはありません。

さらに、男性は、骨粗しょう症検診の対象から除外されています。骨粗しょう症患者さんの20％は男性です。男性も骨粗しょう症にかかると、とくに大腿骨近位部骨折を起こしやすく、しかも骨折した場合には女性よりも早く死亡することが明らかになっています。

いずれ骨粗しょう症検診の継続・実施が実現され、70歳を超えた男女とも骨粗しょう症検診の対象となるかもしれません。それまでは自らの努力で、**女性は70歳を超えても、また男性も定期的に骨密度検査などを受けるようにしていただければと思います。**

あと一つは、骨粗しょう症検診で行う骨密度検査の約7割が、おもに足のかかとの骨に超音波をあてる定量的超音波骨量測定法（ＱＵＳ法、超音波法）で実施されていることです。

ＱＵＳ法は受診者を大まかに振り分けるスクリーニング検査としては有用です。しかし、その値は骨密度を正確に反映していません。保険適用にはなっていますが、骨粗しょう症の診断には使えないことになっています。

実際、ＱＵＳ法で「問題なし」とされた女性が、あまり間をおかずに骨粗しょう症性骨折を招いた、というケースも報告されています。骨粗しょう症検診の結果に納得がいかなかったら、すみやかに専門の医療機関を訪ね、医師と相談することが必要です。

このように、現状の骨粗しょう症検診には限界や弱点があります。ですが、決して、軽視すべきではありません。

きちんと骨粗しょう症検診を受ければ、先に述べた大きなメリットを得られます。また、「骨粗しょう症が心配になったから、この際、骨密度検査で骨量を確かめておきたい」と思いついても、クリニックや病院では簡単に骨密度検査を受けさせてもらえません。

治療を目的としていないのであれば、人間ドックと同じように健康保険が使えず、全額自己負担になってしまいます。ですから、市町村の骨粗しょう症検診を受けられる人は、その機会をぜひ有効に活用してください。

受診時の検査手順

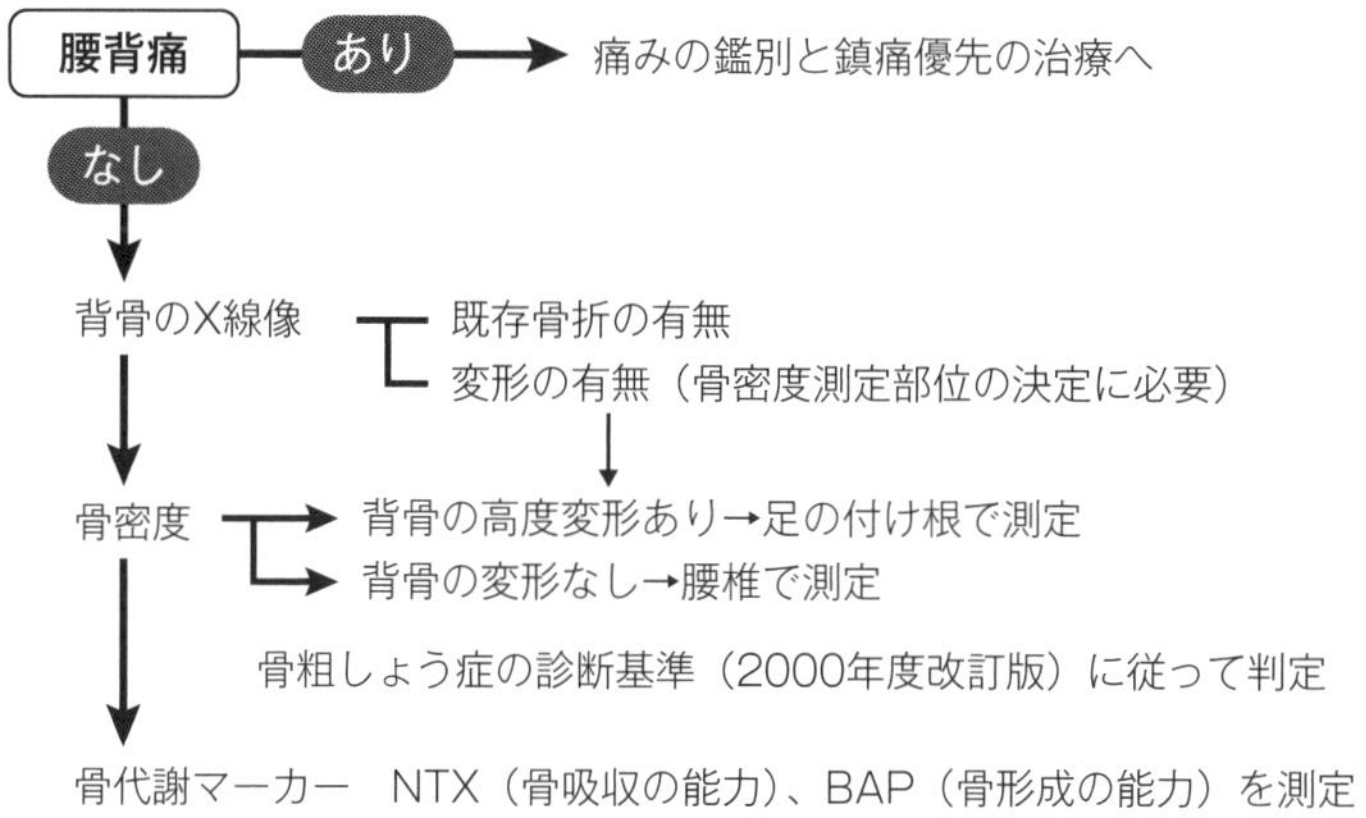

骨粗しょう症のリスクが高いとわかったら、すみやかに病院へ

骨粗しょう症検診で「要精密検査」と告げられたり、骨折や骨折に伴う身長の低下などの症状をきっかけに骨粗しょう症が疑われたときは、クリニックや病院を受診して、医師の診察と検査を受ける必要があります。

医療機関で受ける骨粗しょう症の診察や検査とはどのようなものか。受診する側もあらかじめ知識を持っていれば、スムーズに診察や検査が進み、医師から的確な結論を教えてもらえます。

まず問診を受けますが、ここで重要なのは、身長と体重、月経歴（初潮の時期や閉経時期、

簡単にできる骨粗しょう症の検査

X線検査

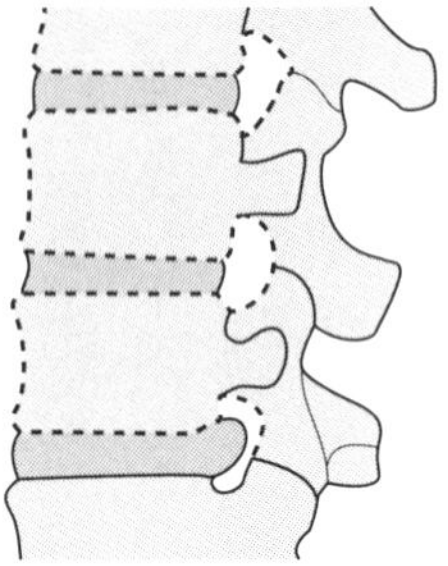

骨折があるかないか
等を調べます

骨量検査

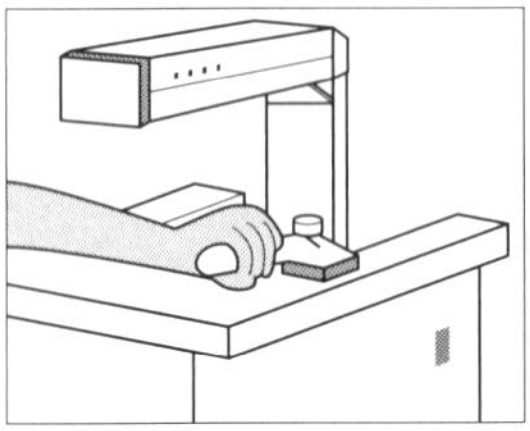

現在の骨量を
測ります

血液・尿検査
（骨代謝マーカー）

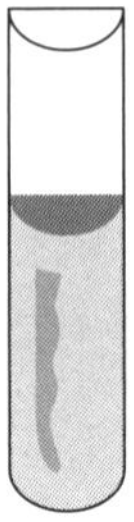

骨の新陳代謝の
バランスを調べます

月経周期など）、病歴、手術歴、現在治療中の病気や薬の服用歴、牛乳・乳製品摂取状況、運動量の有無、ダイエットの経験、母親や祖母の骨粗しょう症の有無などです。事前に記憶などをたどり、受診する前にしっかりとメモしておくとよいでしょう。

　そして、問診によって、骨折や背中の違和感、腰の痛みなどの症状があるとわかれば、まずその対策を優先します。骨粗しょう症以外の病気（変形性脊椎症や脊柱《せきちゅう》管狭窄《かんきょうさく》症など）が原因の可能性もあり、よく鑑別《かんべつ》する必要があるのです。そして、他の病気が原因なら、その病気の治療を進めます。

　骨粗しょう症の可能性が高いと判断されると、検査に進みます。背骨のX線検査をはじめ、骨密度検査や骨代謝マーカーの検査など骨粗しょう症に関係する独自の検査を行います。

背骨のＸ線検査

骨粗しょう症の診断には、背骨のＸ線検査が不可欠です。

Ｘ線写真によって、背骨に圧迫骨折による変形があるかどうか、あるとしたらどの程度なのかがわかります。そして、なにより重要なのは、骨粗しょう症だとすれば、その進行状況がわかることです。そのため、手首の骨折や足の付け根の骨折など、他の部位を骨折していても、かならず背骨のＸ線検査が行われます。

骨量検査

骨量とは、コラーゲンを主体とするタンパク質の骨基質と、カルシウムを主体とするミネラルの骨塩との量を合わせた合計量のことです。ですが、いまのところ、骨量を簡単にはかる方法はありません。そこで、骨１㎠あたりの骨塩量を骨密度として定め、その値から骨量をおしはかります。

測定するのは、手のひらや腕、腰椎《ようつい》、足の付け根（大腿骨《だいたいこつ》）などの骨密度です。そして、腰椎骨密度の高い若い世代（基準となるのは20～44歳まで）の平均値（若年成人平均値［Young Adult Mean：ＹＡＭ（ヤム）］）と比べて何％なのかを計算し、骨密度や骨量のレベルはどのくらいで、骨粗しょう症を発症しているかどうかを判定します。なお、わが国における大腿骨近位部のＹＡＭは、私たちの研究より、20～29歳までとなっています。

骨密度の値が高いほど骨量が多く、骨の強度も強くて丈夫な骨と判断されます。逆に、骨密度の値が低いほど骨量が少なく、骨強度も小さくて骨折しやすい脆い骨と判断されます。

骨量を調べるにはいくつかの方法がありますが、「ＤＸＡ（デキサ）法」「ＭＤ（エムディ）法」「定量的超音波測定法」の三つの方法がおもに用いられます。

もっとも信頼できるＤＸＡ法

三つの検査法のなかでも、もっとも信頼性が高いのはＤＸＡ（デキサ）法です。

ＤＸＡ法は、エネルギーの異なる2種類のＸ線を骨にあて、骨を通過できなかったＸ線

DXA（デキサ）法	紫外線に含まれる程度のごく微量な2種類のX線を、腰や足の付け根、腕の骨にあて、骨のミネラル量を測定する。

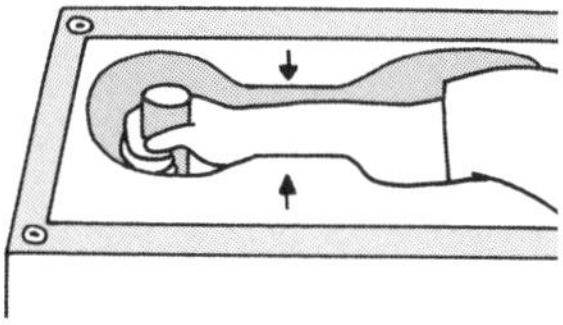

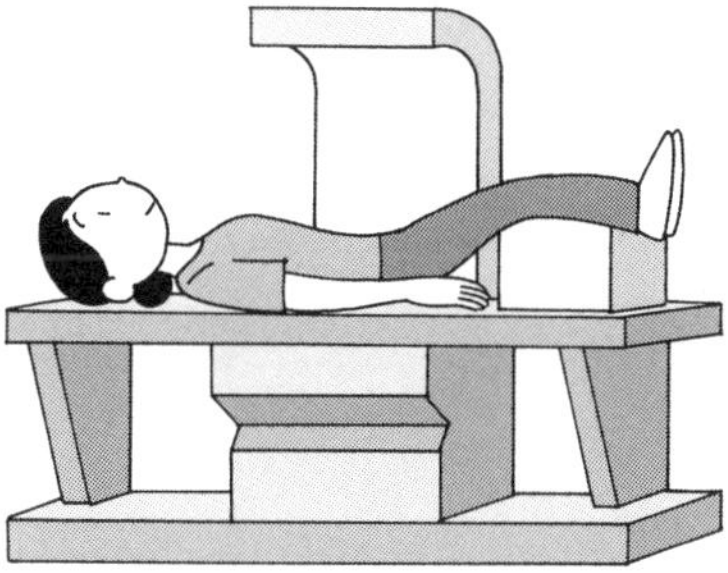

の量から1㎠あたりの骨密度を測定する方法です。脊椎や大腿骨近位部をはじめ、体の中のどの骨でも骨密度を測定することができます。

Ｘ線は放射線の一種ですが、ＤＸＡ法では胸部Ｘ線検査の二十分の一くらいの、ごくごく微量なＸ線しかあてません。ですから、被《ひ》曝《ばく》など身体への悪影響はまずありえません。安全性の高い骨量検査法です。また、服を着たままベッドに横になるだけで、すみやかに測定することができます。

ＤＸＡ法は、骨粗しょう症か否かの診断はもちろん、治療効果の判定や骨折の危険性を予測するのにもっとも有用な検査です。実際、ＤＸＡ法で腰椎と大腿骨近位部の骨密度を測定しない限り、骨粗しょう症か否かの正しい診断をすることはできません。そのため、他の検査を受けた人の精密検査としても用いられています。

MD （エムディ）法	手のひらとアルミニウムのスケールを一緒にX線写真にとり、写った骨の濃度をスケールと比較してコンピュータで解析する。

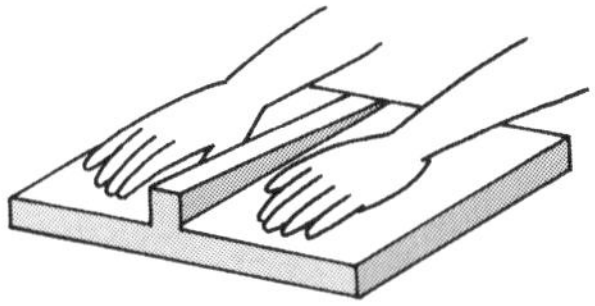

ただ残念なことに、ＤＸＡ法検査は、検査機器が高額なため、大学病院を主体に国内ではまだまだ普及していません。ＤＸＡ法を受けられるクリニックや病院を探すには、公益財団法人「骨粗鬆症財団」のホームページ(http://www.jpof.or.jp/) に掲載されている市区町村ごとの「病医院リスト」を参考にしてください。

「病医院リスト」から最寄りの市区町村の医療機関を探し、その医療機関の紹介項目のなかに「大腿骨、腰椎」と記載されていればＤＸＡ法を受けられます。

気軽に受けられるＭＤ法

ＭＤ（エムディ）法は両手をＸ線で撮影し、人差し指につながる左手の甲の骨の骨密度を測定する検査法です。

手のひらをアルミニウム板の上に置くだけで骨密度が測定されます。検査結果はＹＡＭを基準とした割合の値（％）などで示されます。骨密度の実測値を出すことはできません。

ＭＤ法は、ある程度進行した骨量減少や骨粗しょう症は見つけやすいものの、早期の骨量減少はとらえにくく、早い段階で骨粗しょう症を発見しにくいという弱点があります。また、薬による治療効果を判定するのも難しいとされています。ですが、Ｘ線撮影のできる病院ならどこでも受けられるというのは、大きなメリットです。

誰もが安心して受けられるＱＵＳ法

超音波による測定法は、超音波を足のかかとの骨にあて、超音波の伝わる速度などから骨密度をはじきだす検査法です。しかし、かかとの骨は骨粗しょう症による骨折を起こしにくいので、ＱＵＳ法で骨粗しょう症ではないと診断されても、骨折する人はいます。

検査結果は、ＹＡＭを基準とした割合の値（％）で表示されます。骨密度そのものを測っているわけではないので、骨粗しょう症の診断に用いることはできませんが、人体にまったく無害な超音波を用いるので、妊娠中の女性でも安心して受けられます。

市区町村の骨粗しょう症検診でも重宝されており、この方法による骨密度検査を行う市区町村は７割に達しています。

薬の選択や治療効果の測定に役立つ骨代謝マーカー

骨代謝マーカー検査は、骨が溶ける骨吸収の勢いと、骨をつくる骨形成の勢いとを調べ、骨の新陳代謝、つまり骨代謝回転の状態をさぐる検査です。前者を骨吸収マーカー検査、後者を骨形成マーカー検査といいます。

骨吸収マーカー検査で測定するのは、血液や尿の中に溶け出した骨の成分です。骨吸収によって骨から溶け出すのはカルシウムだけではありません。コラーゲンなどほかの成分も溶け出るので、そのなかから骨吸収の状態が把握できる成分を、特定の目印、つまりマーカーとして選んで測ります。

骨粗しょう症の診断基準

骨粗しょう症かどうかの診断は、日本骨粗鬆症学会が定めた診断基準に基づいて行われます。診断に用いるのは、原則的に腰椎か大腿骨近位部（足の付け根）の骨密度です。

まず、**骨密度が若年成人平均値（ＹＡＭ）の70％以下の場合、骨粗しょう症と診断され**

骨粗しょう症の診断基準

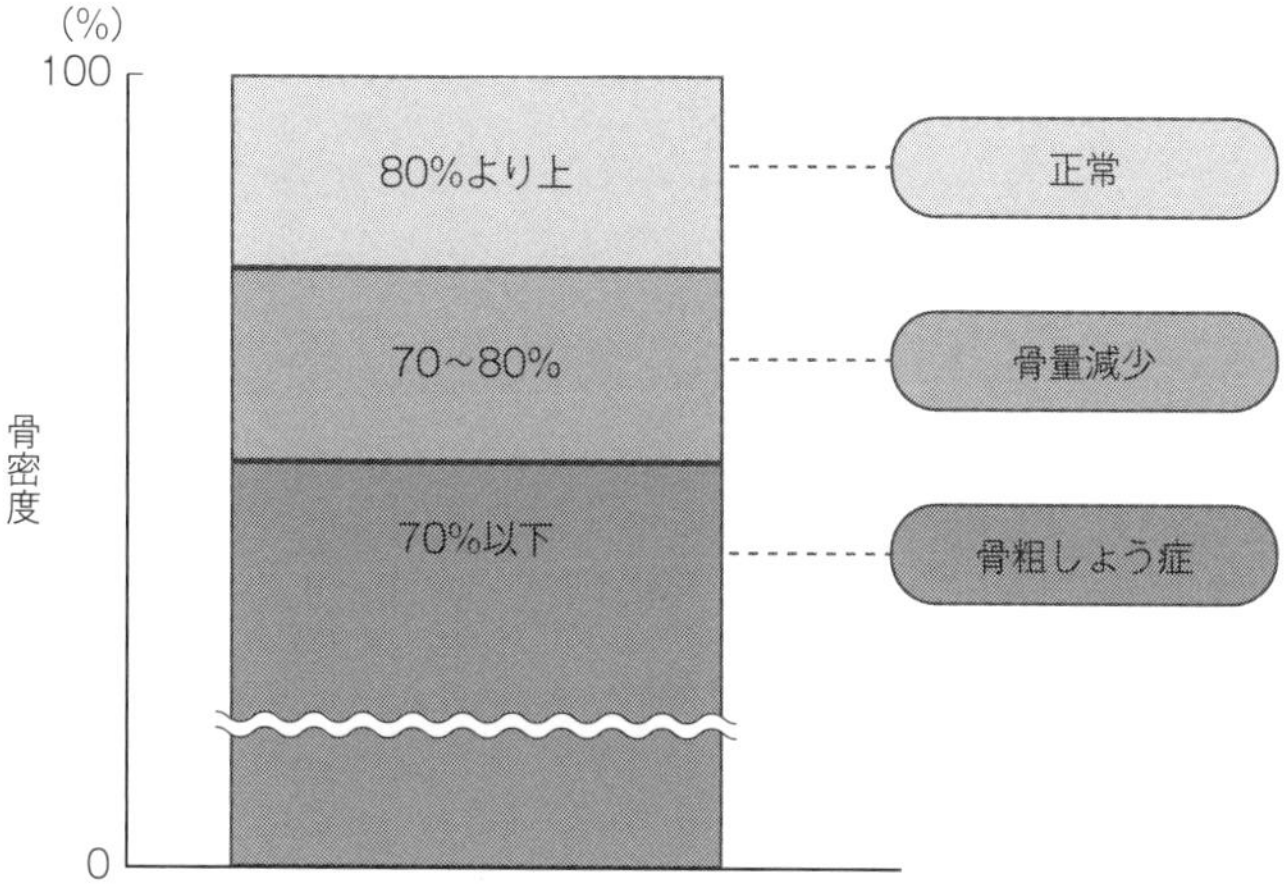

※健康な若い人（20〜44歳）の骨密度を基準（YAM100%）とします。

ます。

骨密度がＹＡＭの70％より大きく80％未満の場合は骨量減少レベルで骨粗しょう症予備群と判断され、80％以上を正常としています。

ただし、骨密度がＹＡＭの70％より大きくても、椎体圧迫骨折か大腿骨近位部骨折の骨折歴のある場合は、骨粗しょう症と診断されます。

また、骨密度がＹＡＭの70％より大きく80％未満でも、肋骨、骨盤、上腕骨近位部（肩のすぐ下の腕の骨）、橈骨《とうこつ》遠位端（手首の骨）、下腿《かたい》骨（膝下から足首までの足の骨）のどこかに骨粗しょう症特有の脆弱《ぜいじゃく》性骨折があれば、やはり骨粗しょう症と診断されます。

治療には薬物療法が欠かせない

骨粗しょう症と診断されたら、すぐに治療をはじめます。骨粗しょう症の治療には、食事療法や運動療法も大切ですが、薬物療法が不可欠です。薬物療法抜きの治療はありえないのです。薬物治療の有効性は、これまでの経験や臨床試験からはっきりと立証されています。薬物治療を受けることではじめて、骨折の予防はもちろん、骨を若返らせて骨粗しょう症を治すことができるのです。

画期的なのは、骨粗しょう症の診断基準とは別に、骨折の予防を目的とした薬物治療開始基準も定められていることです。「骨粗しょう症と診断されていなくても、骨粗しょう症の薬物治療をスタートさせる」「未病《みびょう》（病気になる前）のうちに薬物治療を開始する」ことが推奨されているのです。

この背景には、骨粗しょう症性骨折を起こすのは、骨粗しょう症の患者さんよりも、骨密度がＹＡＭの70％より大きく80％未満の骨量減少のレベル（骨粗しょう症予備群）の人のほうが多いことがあります。

第4章

骨は若返る！
骨粗しょう症は治る！

骨粗しょう症を、加齢によって起きる自然現象のように捉《とら》えている人もいますが、それは大きな勘違いです。

骨粗しょう症は、治療が可能な「病気」です。

ですが、「年だから仕方がない」と放置していると、骨折だけでなく、さまざまな病気を引き寄せて、老化を加速させてしまいます。寝たきりや介護の必要な生活になれば、本人だけでなく周りの人たちの生活を脅《おびや》かすことにもなります。

骨粗しょう症に関する正しい知識を持つことは、多くの人の健康と幸せにつながるといっても言い過ぎではないのです。

それでは、骨粗しょう症とは、具体的にどのような病気なのでしょうか。

実際に私の外来を受診した患者さんのケースを知ってもらうことで、よりよく理解できるのではないかと思います。31歳の若い女性から82歳の高齢女性まで5人の方の実例を紹介します。

実例１
「祖母が骨粗しょう症、母親が骨粗しょう症予備群。華の30代なのにいつ骨粗しょう症予備群に転落してもおかしくないなんて……」

「最近、『骨粗しょう症予備群と告げられる若い女性が増えてきた』とマスコミで報じられているのを見て、『もしかしたら私も？』と心配になって受診しました」

31歳の平井朗子さん（仮名）が、こういって私の外来（山王メディカルセンター）を訪れたのは半年前のことです。詳しく話を聞くと、３年前に88歳で亡くなった朗子さんの祖母は、背中が曲がって丸くなっていたとのこと。

「今から思うと、骨粗しょう症で背骨を圧迫骨折していて背中が丸くなっていたのでは……」

と疑問を口にしていました。

また、60歳になる母親から

「近頃、身長が２㎝以上低くなったのだけれど……、骨粗しょう症で背が縮《ちぢ》んでしまったのかしら」

と言われたことも、不安に拍車《はくしゃ》をかけたようです。

確かに、身長の低下も骨粗しょう症による背骨の圧迫骨折が疑われます。とりわけ2㎝以上低くなった場合、骨折の確率は50％以上と推定されます。

「祖母や母親が骨粗しょう症の場合、その娘も遺伝的に骨粗しょう症の発症リスクが高いと聞きました。それでますます不安になって……」

骨粗しょう症が遺伝する確率は60％前後と推定されていますから、朗子さんの不安も当然といえるでしょう。

朗子さんの身長と体重を尋ねると150㎝、41㎏とのこと。体格指数（BMI）は18・2。日本肥満学会の判定基準ではやせ（低体重）に該当します。朗子さんはお見かけした通り、小柄でやせた体型なのです。

実は、骨粗しょう症の患者さんの多くはやせています。体重が軽いほど骨への負荷が小さくなることから骨量が減り、骨粗しょう症を発症しやすいからです。祖母も母親も朗子さんと同じ、小柄でやせた体型だったとのことです。

翌週、朗子さんとお母さんに骨密度検査や骨代謝マーカー検査などを受けてもらいました。その結果は、朗子さんの心配が的中したことを物語っていました。

まず、母親の腰の骨（腰椎《ようつい》）の骨密度は若年成人平均値（ＹＡＭ）の75％。足の付け根の骨（大腿骨近位部《だいたいこつ》）は74％でした。

骨密度がＹＡＭの70～80％は骨量が減少している「骨粗しょう症予備群」、70％以下は「骨粗しょう症」と診断します。骨粗しょう症か否かはＹＡＭの低いほうの箇所の値で判断します。

朗子さんの母親の場合は、骨密度の低い大腿骨の数値で判断しますが、ＹＡＭが70～80％の骨量減少レベルに相当しているので、紛《まぎ》れもなく骨粗しょう症予備群といえます。

お母さんには、骨の主成分となるカルシウムの吸収を向上させる薬や、骨を溶かす破骨細胞の働きを抑えたりする薬を処方し、当面、服用してもらうことにしました。

一方、朗子さんの腰椎の骨密度はＹＡＭの86％、大腿骨は96％でした。いずれの骨密度もＹＡＭの80％以上ですから、骨粗しょう症でも、骨粗しょう症予備群のレベルでもありません。骨密度が正常範囲に入っていたことから、朗子さんはちょっと安心したようです。

とはいえ、朗子さんの骨密度にまったく問題がない、というわけではありません。

平井朗子さんの腰椎骨密度測定結果

年齢　性別：31歳・女性	測定部位：腰椎　L.234

●@Reference of JBMM96

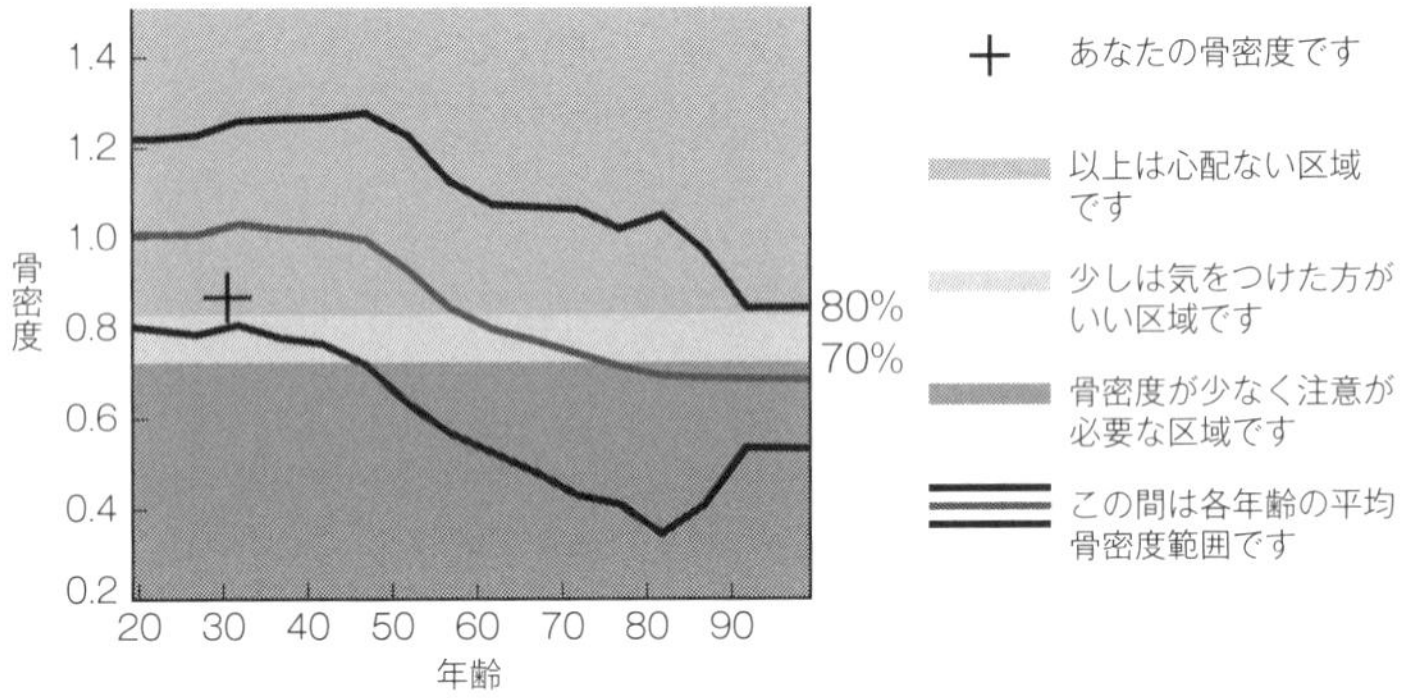

●今回測定結果

腰椎　L. 234を測定しました

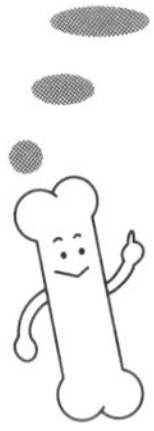

あなたの骨密度は
0.870g/cm²です
若い人と比較した値は
86%です
同年代と比較した値は
85%です
骨面積：41.748cm²
骨塩量：36.301g

骨密度：
骨に含まれるミネラル（カルシウム他）の量です

若い人（20歳～44歳）と比較した値：
80%以上　は心配ありません。
70～79%　は骨密度がやや低下しています。食事・運動などの生活に気をつけましょう。
70%以下　は一度、精密検査を受ける必要があります。

同年代と比較した値：
骨密度は年齢とともに少なくなっていきますが、あなたと同年代の方の骨密度を100%としたときの比較です。

骨密度判定	要注意
コメント	今回の検査で、あなたの骨密度は、同年代の人と同じくらいの値といえます。 若い人と比較した値も正常範囲内ですが若干の低下が見られます。 丈夫な骨をつくるために、日常生活を見直しバランスのよい食事や適度な運動を心がけましょう。 定期的に検査を受けてください。

平井朗子さんの大腿骨骨密度測定結果

年齢　性別：31歳・女性	測定部位：大腿骨L　Total

●@ 2000 Osteoporosis Japan Reference

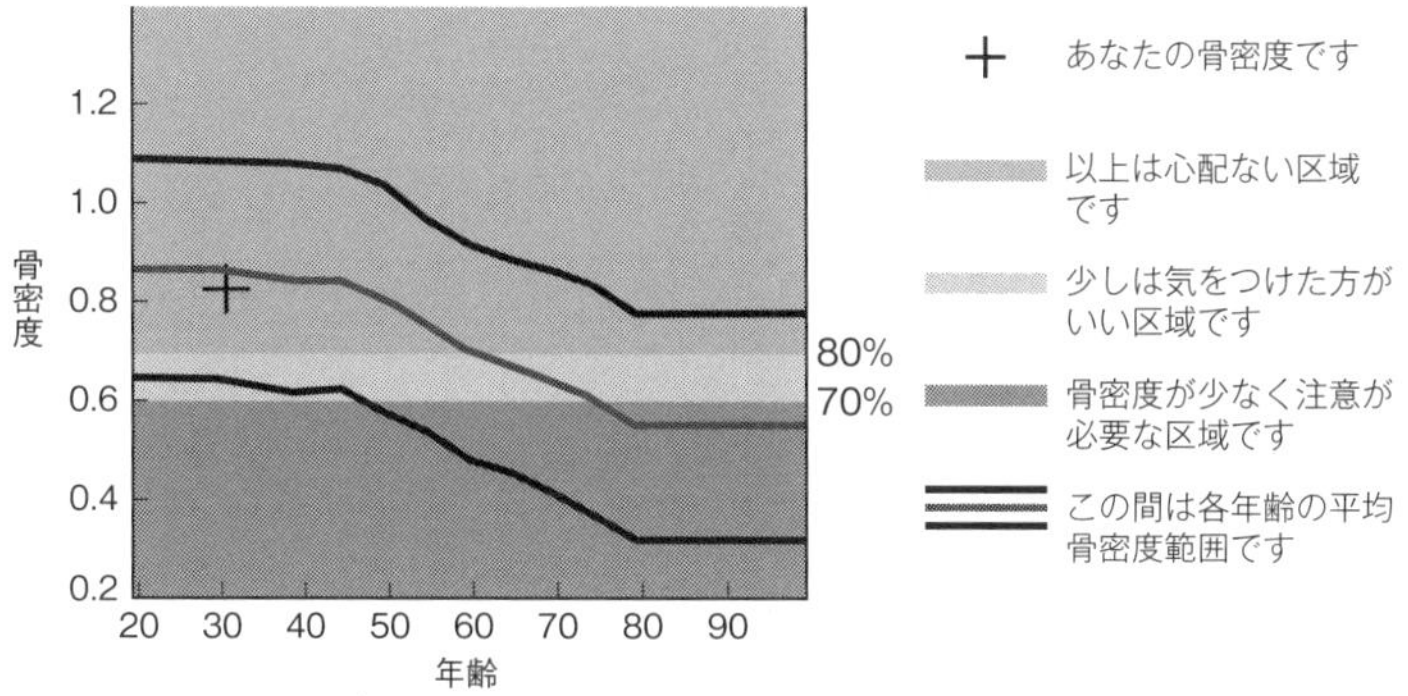

●今回測定結果

大腿骨L　Totalを測定しました

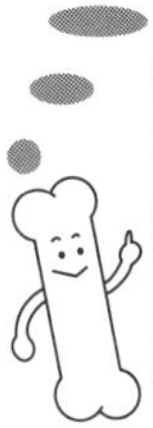

あなたの骨密度は
0.824g/cm²です
若い人と比較した値は
96%です
同年代と比較した値は
96%です
骨面積：28.883cm²
骨塩量：23.806g

骨密度：
骨に含まれるミネラル（カルシウム他）の量です。

若い人（20歳～29歳）と比較した値：
80%以上　は心配ありません。
70～79%　は骨密度がやや低下しています。食事・運動などの生活に気をつけましょう。
70%以下　は一度、精密検査を受ける必要があります。

同年代と比較した値：
骨密度は年齢とともに少なくなっていきますが、あなたと同年代の方の骨密度を100%としたときの比較です。

骨密度判定	要注意
コメント	今回の検査で、あなたの骨密度は、同年代の人と同じくらいの値といえます。 若い人と比較した値も正常範囲内ですが若干の低下が見られます。 丈夫な骨をつくるために、日常生活を見直しバランスのよい食事や適度な運動を心がけましょう。 定期的に検査を受けてください。

平井朗子さんの骨代謝マーカー測定結果

検査結果名	検査結果	基準値・単位	検査結果コメント
アルブミン（ALB）	4.8	3.7-5.5 g/dl	
カルシウム（Ca）	10.0	8.2-10.0 mg/dl	
無機リン（iP）	3.8	2.5-4.5 mg/dl	
クレアチニンー尿	65.49	mg/dl	
Caー尿	23.4	mg/dl	
血清NTx	14.3		
骨型アルカリフォスファターゼ	**7.5** L	9.6-35.4 U/l	
連絡事項			

朗子さんの骨密度はＹＡＭより低く、加えて、腰椎の骨密度がＹＡＭの86％というのは、かろうじて「心配のない区域」に入っているという状態です。ちょっと油断すれば、たちまち骨量は低下して、いつ骨密度がＹＡＭの80％未満の骨粗しょう症予備群と診断されてもおかしくありません。

また、骨をつくる骨芽《こつが》細胞の勢いを調べる骨形成マーカーの値が低かったことも気がかりです。おそらく小柄でやせていることから、骨に十分な負荷がかかっていないことなどが原因と考えられます。

そこで、朗子さんには、少し息が弾《はず》むくらいのウォーキングやかかと落としなどの運動を習慣化すること、食事からカルシウムやビタミンD、タンパク質など骨を丈夫に強くする栄養を積極的に摂《と》ることの２点を指導しました。

「若いうちに骨密度が低下すると、老化が加速するとも聞きました。最近、顔のシワや肌のたるみが気になるのも、骨量が少ないからかもしれません。太田先生の指導をきちんと守って運動と食生活の改善を心がけ、骨密度を高めて、いつまでも若々しい見た目と身体を維持したいと思います」

朗子さんは、こう言って帰られました。ぜひ頑張ってもらいたいと思います。

実例2

「閉経前の40代前半なのに骨粗しょう症に。でも、適切な薬で骨密度がアップ！」

44歳の伊東敦子さん（仮名）が、最寄りの整形外科クリニックで骨粗しょう症と診断されたのは3年前のことです。骨密度検査によって、腰椎の骨密度はＹＡＭの75％、大腿骨は68％とわかりました。

大腿骨の骨密度がＹＡＭの70％以下だったことと、その半年前にちょっとつまずいて手をついたときに、右の手首の骨（橈骨遠位《とうこつえんい》端《たん》）を骨折していたことから、骨粗しょう症と診断されたのです。

伊東さんは、同整形外科クリニックから、骨の主成分となるカルシウム剤と、骨を溶かす細胞の働きを抑える活性型ビタミンＤ$_3$剤を処方されて服用していましたが、

「もっと詳しく調べてもらいたい」

と希望し、ちょうど2年前に私の外来を受診されたのです。

「私は年が40代前半で、骨粗しょう症になるにはまだ若いし、生理も順調で閉経もしてい

ない。それなのに、どうして骨粗しょう症になるの？　診断は本当に正しいのかしら……」

と、つねづね疑問を持っておられたのです。

そこで、伊東さんにあらためて骨密度検査を受けてもらったところ、腰椎の骨密度はYAMの76％、大腿骨は74％で、骨量減少のレベルにとどまっていました。

では、「骨粗しょう症」という診断は間違っていて、その一歩手前の「骨粗しょう症予備群」なのかというと、けっしてそうではありません。

伊東さんの右手首の骨折のように、わずかな外力で起きる骨折を「脆弱性骨折《ぜいじゃくせい》」と呼びます。脆弱性骨折を起こすようなときは、骨密度がYAM70％以上であっても、80％に達していなければ骨粗しょう症と診断するからです。私はそのことを伊東さんに詳しくご説明しました。

しかし、伊東さんの骨粗しょう症は、女性の骨粗しょう症の大半を占める50歳以降の「閉経後骨粗しょう症」とは明らかに異なります。

伊東さんは44歳で、月経も順調です。女性ホルモンに守られている閉経前にもかかわらず発症する骨粗しょう症を「若年性骨粗しょう症」あるいは「閉経前骨粗しょう症」といいます。

閉経前骨粗しょう症を発症する要因はいくつかあります。

一つは遺伝的要因。家族、とりわけ母親や母方の祖母に骨粗しょう症の人がいると、発症の確率が上がります。また、成長期における栄養や運動の不足から十分な最大骨量を獲得できず、いわゆる「骨貯金」がもともと少なかったり、10代、20代から無理なダイエットを繰り返し、骨量の維持もままならなかったことなどが重なると、他人より早く発症すると考えられています。

事実、伊東さんの祖母も母親も骨粗しょう症の病歴を持っていたので、遺伝的影響は濃厚と思われました。また、伊東さんは子どもの頃から運動が苦手で、いまでもスポーツとは無縁、さらに、若いときにはダイエットにも励んでいたそうです。

私はこれまで伊東さんに処方されていたカルシウムと活性型ビタミンD_3剤に、骨にカルシウムを沈着させるタンパク質を増やし、骨質を改善して骨粗しょう症の進行を防ぐ作用のあるビタミンK_2剤を追加しました。

骨粗しょう症は骨密度の低下と骨質の劣化のため、骨強度の低下を招いて骨折しやすくなる病気と定義されます。ビタミンK_2剤は骨質の劣化を抑え、改善することで骨折を予防するのです。

その後、伊藤さんには、半年ごとに骨密度検査を受けてもらい推移を見てきました。

この2年間で、大腿骨の骨密度は増加傾向に転じ、YAM74％から77％へと3％も増加したのです。腰椎の骨密度もYAM76％をしっかりと維持しています。

「骨密度の低下を抑えるだけでなく、わずかでも骨密度が増えたのはとても嬉しいです。心底、ほっとしています。手首の骨につづいて、背骨や足の付け根の骨を折ったら大変です。これからもしっかりと予防していきたいと思います。」

伊東さんはこう言って微笑んでおられました。

実例3
「60代前半で骨粗しょう症。脊椎の圧迫骨折も見つかったけれど、薬で治せる時代になった」

当院の内科で高血圧の治療を受けていた河井美智子さん（仮名）が、骨粗しょう症と診断されたのは3年前の62歳のときのことです。骨密度検査の結果、腰椎の骨密度がYAMの62%、大腿骨の骨密度がYAMの86%で、前者の腰椎の骨密度がYAMの70%以下だったことから骨粗しょう症と診断されたのです。河井さんは内科で破骨細胞の働きを抑える薬を処方され、運動や食生活についての指導も受けてきました。

それから4ヵ月ほどして、本人のご希望から私の外来へと来院なさったのです。

あらためて河井さんに骨密度検査を受けてもらったところ、腰椎の骨密度はYAMの64%、大腿骨はYAMの90%でした。両者ともわずかに骨密度は増えているものの、腰椎の骨密度がYAMの64%なので、依然として病的な状態に変わりはありません。

河井さんご自身も、自分の2ヵ所の骨の骨密度が大きく違うことに大変驚かれ、

「腰の骨（腰椎）と足の付け根の骨（大腿骨近位部）では、ずいぶんと骨密度が違うのですね。大腿骨の骨密度は余裕で正常範囲内に入っているのに、腰椎の骨密度が64%というのはあまりに低いのでびっくりします」

と目を丸くされていました。

私たちの体の骨格は、200前後の多種多様な骨で形成されています。河井さんのように、異なる部位の骨密度が大きく異なるケースは決して珍しいことではありません。骨粗

しょう症の患者さんにはよく見られることなのです。

私は従来の薬に加え、さらに強力に骨密度を高める目的で、もう一つ破骨細胞の働きを抑えて骨密度を高める「ボノテオ錠」（一般名　ミノドロン酸）という薬を処方しました（P142参照）。この薬は、脊椎《せきつい》の椎体骨折を予防する効果が高いうえに、副作用も少なく、月に1回服用すればよいタイプの薬も用意されているので重宝されています。

「ボノテオ錠」を飲み始めてからの河井さんの骨密度の推移は、まさに衝撃的です。当初、腰椎の骨密度はYAMの64％でしたが、半年後はYAMの65％、1年後はYAMの71％、2年後はYAMの75％と、飛躍的に骨密度が増加し、2年半後の今年はYAMの76％に達したのです。

「もう骨粗しょう症は治ってしまったのかしら……」

というほど、河井さんも喜んでいます。

ちなみに、この間、河井さんに背骨（脊椎）の精密検査を受けてもらったところ、脊椎の2カ所に圧迫骨折が見つかっています。

脊椎は椎骨《つい》という骨が積み重なってつくられています。骨粗しょう症に冒《おか》された椎骨は、椎骨の主要部である円柱状の椎体と呼ばれる部分が脆《もろ》くなって、身体の重みに耐えきれずにおし潰《つぶ》されるようにして骨折をします。これを「椎体圧迫骨折」といいます。ちょうど腰のあたりがもっとも椎体圧迫骨折を起こしやすいといわれます。

椎体圧迫骨折が厄介《やっかい》なのは、その約三分の二がまったく痛みを覚えないことです。本人も気づかないうちに、いつの間にか圧迫骨折をしていて、腰や背中が曲がり始めてからようやく気づくとか、河井さんのように背骨の精密検査で判明することが多いのです。

脊椎の圧迫骨折は、骨粗しょう症に特有の脆弱性《ぜいじゃくせい》骨折の代表格です。河井さんのようにすでに脆弱性骨折が認められる場合には、骨密度がYAMの80％以上にまで高められて、初めて「骨粗しょう症は治癒《ちゆ》した」といえます。

現在、河井さんの腰椎の骨密度はYAMの76％、大腿骨はYAMの92％ですから、もう少しで骨粗しょう症から脱することができるでしょう。

いまや骨粗しょう症は治る時代になったのです。

実例4

「70代、骨粗しょう症と診断されたものの、

新薬『プラリア』で短期間のうちに骨密度を急増させて完治へ！

72歳の三橋和子さん（仮名）が私の外来を訪ねてきたのは今から2年前。私が出演者の1人として、骨粗しょう症の予防や治療について解説したテレビ番組NHKの「ためしてガッテン」を見て相談に来られたとのことでした。

三橋さんはその3年前に、市の骨粗しょう症検診で、足のかかとの骨密度を測る定量的超音波骨量測定法（QUS法、超音波法）を受け、「骨に異常はない」と告げられました。ところが、翌年になって、手の指の骨から骨密度を測るMD法を受けたところ「骨密度が低い」といわれたのです。

「骨粗しょう症とはいわれませんでしたが、1年もしないうちに骨密度が低いといわれるなんて。そんなに急激に骨密度は低下するものなのでしょうか……」

開口一番、三橋さんはこう疑問を口にされました。

問診をしていて私が気になったのは、

「若いときと比べて身長が2・5㎝ほど低くなって、背が縮んでしまったようなのです」

という三橋さんの言葉です。骨粗しょう症になると、身体の重みで少しずつ脊椎が潰れて、若い頃に比べて身長が低くなることがよくあるのです。

さっそく、三橋さんにＤＸＡ法による骨密度検査を受けてもらったところ、腰椎の骨密度はＹＡＭの68％、大腿骨はＹＡＭの92％でした。ＹＡＭの70％以下は骨粗しょう症ですから、三橋さんは腰椎の骨密度で明らかに骨粗しょう症と診断できました。「骨密度が低い」というレベルではなかったのです。

ＱＵＳ法とＭＤ法は、地方自治体の骨粗しょう症検診でよく使われています。骨粗しょう症の疑いのある方を大ざっぱにふるい分けるスクリーニング検査の方法としては有用です。しかし、三橋さんのように骨粗しょう症の患者さんを見落としてしまうケースも少なくありません。

骨粗しょう症か否かの正確な診断には、デキサ法で腰椎と大腿骨の骨密度を測るセントラルデキサという検査を受けることが不可欠です。ＱＵＳ法やＭＤ法の測定結果について疑問を持たれたときは、腰椎や大腿骨の骨密度を測定するセントラルデキサの検査機器を持つ医療機関であらためて骨密度を測ってもらうようにしてください。

さて、先述のＮＨＫの「ためしてガッテン」で、私は骨粗しょう症の新薬「プラリア」（一般名デノスマブ）について紹介しました（Ｐ１３９参照）。

そのことを覚えていた三橋さんは、

「ぜひ私も『プラリア』による治療を受けてみたいと思います」

と訴えられました。

「プラリア」は半年に1回打てばよい皮下注射薬です。患者さんによって治療効果のばらつきはありますが、海外のデータでは10年で腰椎の骨密度が平均21・5％も増えたというすばらしい臨床試験の結果が報告されています。いまのところ骨粗しょう症の治療薬の中で、もっとも骨密度を高められる薬です。

現在、70歳の女性の平均余命は19・92歳です。72歳の三橋さんも90歳前後まで生きられる可能性が大きいといえますから、骨粗しょう症による骨折を予防し、寝たきりにならないよう治療することが求められます。

とりわけ太ももの付け根の骨の骨折は、70歳を超えてから急増します。いまのところ三橋さんの大腿骨近位部の骨密度はＹＡＭの92％に維持されていますが、決して安心できるものではありません。

そのため、私は三橋さんに対して半年に1回の「プラリア」の皮下注射と、ビタミンＤ・カルシウム・マグネシウムの３剤の合剤である「デノタスチュアブル配合錠」の服用による治療を開始しました。

結果はすばらしいものでした。

6カ月後の骨密度検査で、腰椎の骨密度はYAMの72％へ上昇し、その半年後にYAMの76％、さらにその半年後の先月にはYAMの78％へと達したのです。ちなみに大腿骨の骨密度はYAMの96％に上がっていました。

三橋さんは骨粗しょう症による腰椎などの脆弱性骨折がないため、骨密度がYAMの70％以上に達すれば「骨粗しょう症は治った」といえます。

「腰痛からすっかり解放されました。足の親指に力が入るようになり、しっかりと歩けるので不安がありません」

「まるで身体に1本、芯棒が入ったみたいです。今までは、船に乗っているときのように、いつも身体がユラユラと揺れているような感じだったのですが、いまはまったくなくなりました」

三橋さんは笑顔でこうおっしゃっていました。

いまや骨粗しょう症治療のゴールが見えるようになり、三橋さんのように骨粗しょう症を治癒させる人が着実に増えてきているのです。

実例５
「80代、計６個の背中の骨を圧迫骨折。
でも、新薬のおかげで新たな骨折を防ぎ、しつこい腰痛もなくなった！」

河野公子さん（仮名）が最寄りの病院で骨粗しょう症と診断されたのは４年前の78歳のときです。骨を溶かす破骨細胞の働きを抑えるビスホスホネート製剤の「ベネット錠」（一般名 リセドロン酸）と、カルシウムの吸収などを改善する活性型ビタミンD_3製剤の「ワンアルファ錠」、そしてカルシウム製剤の「アスパラ－ＣＡ錠」の３つの薬を処方されました。

河野さんが私の外来へ来られたのは、それから約2年後、彼女がちょうど80歳のときです。当院の内科で動脈硬化の治療を受けていたところ、河野さんの背中が前方へ丸まるように湾曲《わんきょく》していたことから、骨粗しょう症による円背ではないかと疑われ、私の外来に紹介されてきたのです。

驚いたのは、背骨のX線検査で、計6個の椎体が骨粗しょう症による圧迫骨折で潰《つぶ》れていたことです。

背骨つまり脊椎は、上から頸椎《けいつい》（7個）、胸椎《きょうつい》（12個）、腰椎（5個）、仙椎《せんつい》（5個）、尾椎《びつい》（4個）の33個の骨が柱状に連なってできています。

河野さんが骨折していたのは、胸椎の12番と腰椎の1番〜5番まで。胸椎は12個、腰椎は5個で計17個ですから、そのうちの6個、つまり三分の一の椎体が圧迫骨折を起こしていたのです。背中や腰が曲がって円背になるのも当然といえば当然です。

「背骨が骨折していたなんて、まったく気づきませんでした。痛みなどの症状が出たことは一度もないので、いつ骨折したのかもわかりません」

と河野さんはおっしゃっていました。

あらためて彼女の骨密度を調べたところ、腰椎はYAMの70％、大腿骨はYAMの81％でした。これまでの治療の効果があらわれていたように思います。

ただし、骨形成マーカーの測定値は基準値より低く、かんばしいものではありません。悪かったのはBAP（骨型アルカリホスファターゼ）の値です。基準値が9・6〜35・4U／L（EIA法）のところ、7・6U／Lにとどまっていたのです。骨をつくる勢いが弱いことをあらわしていました。

また、すでに6個の椎体圧迫骨折があるので、さらに連続して骨粗しょう症特有の脆弱性骨折を招く危険性が非常に高いとも考えられました。

そこで、私は河野さんに、これまでの薬から骨芽細胞の骨形成を促進する新薬「テリボン」（一般名 副甲状腺ホルモン剤テリパラチド）に代えることをお勧めしました。

「テリボン」は週に1回、皮下注射で投与する薬です（Ｐ１４１参照）。椎体骨折を80％減少させるなどの骨折予防効果とともに、腰痛を軽減する効果も高いと報告されています。

「でも、私は介護施設に入所している夫に、週に何回か会いに行かないといけません。ですから週に1回、病院へ通院して注射を受けるのはちょっと難しいのです。もっとよい薬はありませんか」

と河野さんは尋ねてこられました。

私は次善の策として、服用中の「ベネット錠」を、半年に1回の皮下注射ですむ新薬の「プラリア」に切り換えることを提案したのです。「プラリア」はビスホスホネートより強力に破骨細胞の働きを抑え、骨密度を高められるからです（Ｐ１３９参照）。

河野さんが私の外来を受診し始めてから、２年弱になりました。

「しつこかった腰の痛みもなくなり、毎日、元気で過ごしています。ありがとうございます」

河野さんの骨密度は当初より少し増えただけなのですが、体調はすこぶるよいと喜んでおられます。

以上、30代から80代までの5人の方の実例をみてきました。

ところで、YAM70％以下の方だけではなく、YAMが70％より大きく80％未満の骨粗しょう症予備群と告げられた方々も、実はとても骨折しやすいのです。

そのため、骨粗しょう症予備群のなかでもとくに骨折しやすい人を選び、一刻も早く薬物治療をスタートさせるために、薬物治療開始基準が定められているのです。

ちなみに、骨粗しょう症予備群のなかでも薬物治療を開始したほうがよいのは、次の条件に該当する人です。

一つは、大腿骨近位部の骨折歴を持つ家族がいる人。

もう一つは、今後10年間の骨折確率をさぐるツール「ＦＲＡＸ®」で、脊椎と手首の橈骨遠位端、大腿骨近位部、上腕骨近位部の主要４ヵ所の骨折確率が15％以上とはじきだされた人。

骨粗しょう症と診断された患者さんはもちろん、いまはまだ骨粗しょう症予備群の段階であっても大腿骨近位部の骨折の家族歴などを持つ人は、かならず薬物治療をすみやかにはじめ、食事療法や運動療法にも励むようにしてください。

治療を開始するのが早ければ早いほど、骨粗しょう症を治して健康な骨を取り戻す確率が高くなります。それは、イコール全身の老化を防ぎ、身体のなかから若返ることにつながるのです。

第5章

骨を若返らせる治療がある

骨粗しょう症の薬は飛躍的に進化している

骨粗しょう症の治療は、骨折を予防し、患者さんの生活の質を維持することが目的です。骨量の減少などから骨が脆《もろ》くなる骨粗しょう症は、骨折によって患者さんの生活を大きく一変させてしまうからです。

骨粗しょう症の患者さんはもとより、その一歩手前の予備群のなかで骨折のリスクが高い人は、食事療法と運動療法を両翼《りょうよく》に、薬物治療を中心にすえたトータルな治療が必要になります。

症状がまだ軽く、骨折にいたっていない人や予備群の人は、

「カルシウムを十分にとって、骨を鍛《きた》える運動に励《はげ》んでいれば、十分なのでは……」

このように考えるかもしれません。

もちろん、食生活の改善や運動など、自助努力は大切です。ですが、骨折の予防は、自助努力だけでは限界があります。骨量を増やして骨を若返らせ、しっかりと骨折を予防するには、薬による治療が絶対に欠かせません。

骨粗しょう症のおもな治療薬

デノスマブ	骨の破壊を抑えて骨量を増加させ、骨折を予防します。6ヵ月に1回の注射薬です。
ビスホスホネート	骨の破壊を抑えて骨量を増加させ、骨折を予防します。毎日や週1回および4週や月に1回服用するもの、4週に1回点滴するもの、月1回注射するものなど、いろいろなタイプがあります。
SERM（サーム）	骨の破壊を抑えて骨量を増加させ、骨折を予防します。
女性ホルモン	骨量の減少を抑える働きがあります。女性ホルモンの分泌量が減る閉経期の女性が対象です。
副甲状腺ホルモン（テリパラチド）	骨の形成を助けて骨量を増加させ、骨折を予防する注射薬です。1日1回自己注射するもの、週1回注射するものがあります。
活性型ビタミンD_3	カルシウムの腸での吸収や腎臓での再吸収を助けます。
ビタミンK_2	骨の形成を助け、骨のタンパク質を改善します。

※お薬は状態や年齢に合わせて選択されます。

骨粗しょう症の治療薬は、年々、進化しています。

かつては、骨粗しょう症の薬といえば、カルシウム製剤と女性ホルモン製剤しかありませんでした。しかし、１９８０年代に入ると活性型ビタミンD_3製剤が、１９９０年代にはビタミンK_2製剤が使われるようになり、さらに２０００年代になって非常に効果の高いビスホスホネートとＳＥＲＭ《サーム》の使用が可能になりました。さらに、２０１０年代に入ってテリパラチド、そしてデノスマブという画期的な新薬も次々と登場しています。

いずれの薬も治療効果が科学的に証明されており、骨折の減少や骨量の増加などの効果を確実にもたらします。一人ひとりの患者さんの骨の状態に即した、もっとも適切な薬が選択され、場合によっては複数を組み合わせて処方されるようになりました。

薬物治療を安心して受けるためにも、それぞれの薬の作用などについて、あらかじめ知っておくとよいでしょう。

骨粗しょう症の薬は3タイプある

骨粗しょう症の治療薬は、大きく三つのタイプに分かれます（P139イラスト参照）。①破骨《はこつ》細胞による骨吸収を抑える薬と、②骨芽《こつが》細胞による骨形成を促進する薬、そして③骨吸収と骨形成の骨代謝バランスを整える薬の3種類です。

骨吸収抑制剤にはデノスマブ、ビスホスホネート、SERM、女性ホルモン製剤などがあり、骨形成促進剤にはテリパラチドが、骨やカルシウムの代謝バランスを整える薬にはカルシウム製剤と活性型ビタミンD_3製剤、ビタミンK_2製剤があります。

デノスマブは最新で最強の骨吸収抑制剤

骨・カルシウム代謝からみた骨粗しょう症治療薬の3分類

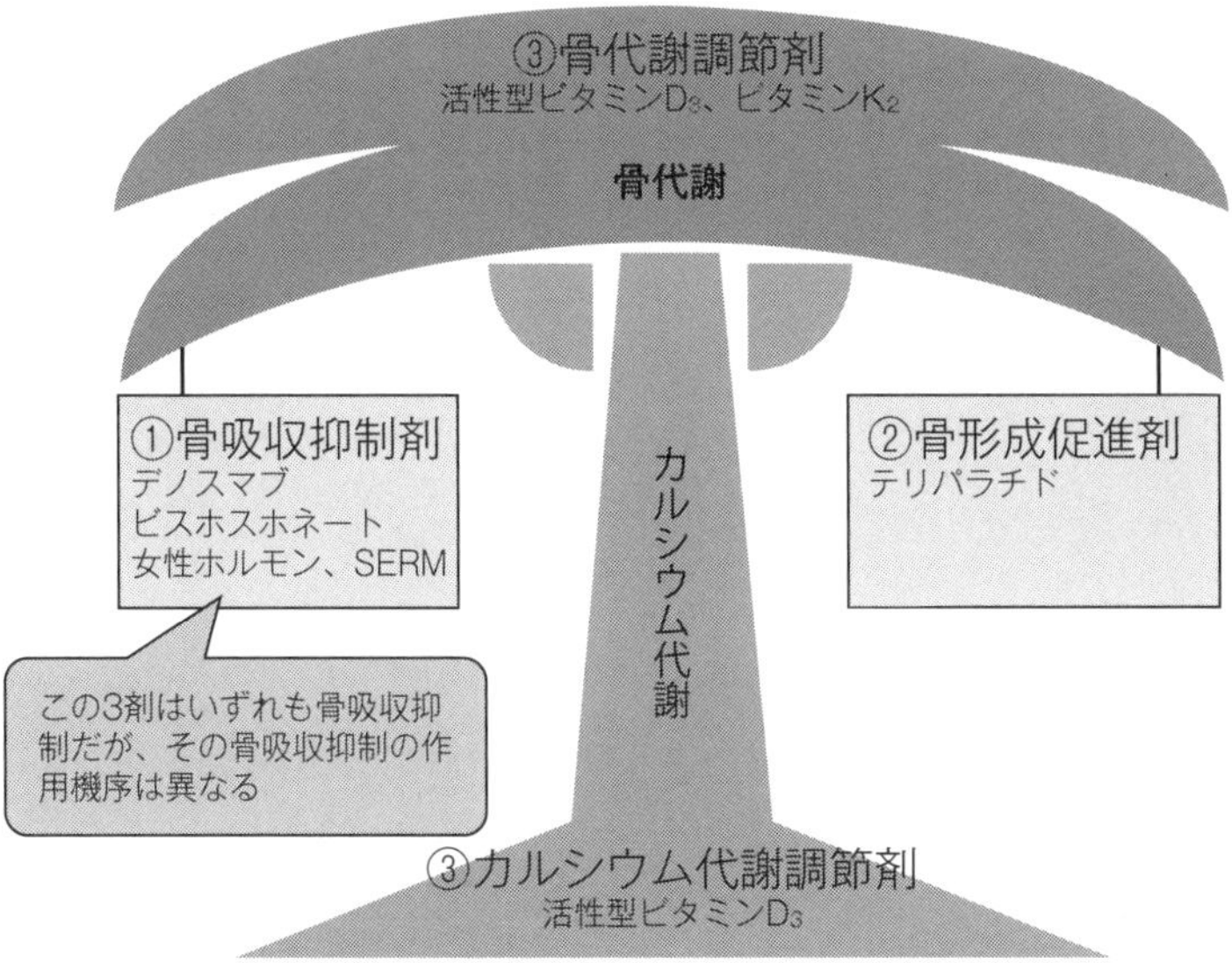

デノスマブは、破骨細胞による骨の破壊を強力に抑える働きがある注射薬です。骨吸収抑制剤としては、現時点では最新で最強だといわれます。

デノスマブによって骨粗しょう症が治癒《ちゆ》した人も出てきています。腰椎《ようつい》の骨密度がYAMの70％以下で骨粗しょう症と診断された人でも、デノスマブを投与すると5年以内に69％の人の骨密度がYAMの70％を超え、骨粗しょう症から脱して治癒する可能性が大きいのです。デノスマブで治療のゴールがはっきりと見えてきたのです。

デノスマブというのは薬の一般名で、商品名は「プラリア」です。半年に1回の皮下注射なので、通院する負担もきわめて軽いことが大きな利点です。1ヵ月当りの費用も経口薬と大差ありません。

副作用としては低カルシウム血症があります。プラリアは、骨からのカルシウムの溶け出しを強力に抑える一方、血液中のカルシウムをかき集めて骨形成を急速に進めます。そのため、体内のカルシウムが欠乏し、低カルシウム血症に陥りやすいのです。その他に顎《あご》の骨の炎症が進行する副作用があります。

テリパラチドは骨を強力につくる新薬

テリパラチドは骨の形成を強力に促進する薬です。

従来から、骨吸収を抑える薬と骨代謝のバランスを整える薬とはありました。しかし、骨形成を促進する薬は一つもありませんでした。テリパラチドは、はじめて開発に成功した骨形成促進剤第一号です。

テリパラチドは、副甲状腺《こうじょうせん》ホルモンが持ついくつかの働きのなかから、**骨芽細胞の数を増やす作用のみが発動するようにつくられた副甲状腺ホルモン製剤です。**

テリパラチド（一般名）には二つの薬があり、いずれも皮下注射薬です。一つは毎日注射する1日1回の「フォルテオ」（商品名）、もう一つは週に1回注射する「テリボン」

（同）です。

「でも、フォルテオは毎日、注射してもらわないといけないのでしょ。病院に毎日通院するのは大変、とても無理だわ……」

このように心配されるかもしれませんが、安心してください。フォルテオは自宅などで本人や家族が打てる自己注射薬です。糖尿病のインスリン自己注射と同じように、手軽に自分で注射することができます。髪の毛より細い針を用いているので、痛みもほとんどありません。副作用として、悪心、頭痛、嘔吐《おうと》、腹部膨満感などがあります。

テリボンは週に1回、医師や看護師から注射してもらいます。投与期間は生涯でテリボンが1年半、フォルテオは2年を超えてはならない期間限定の薬です。また、1カ月当りの費用は経口薬の約10倍と、高価です。

ビスホスホネートは治療開始のキードラッグ

ビスホスホネートは、骨を溶かす破骨細胞の働きを抑えて骨密度を高める薬です。日本を含め世界で、骨粗しょう症治療の第一選択肢のキードラッグとして広く用いられています。日本では第一世代はほとんど使われておらず、第二世代および第三世代の主に4種類のタイプのビスホスホネートが使用されています。第二世代のアレンドロン酸（商品名：フォサマック、ボナロン）とイバンドロン酸（商品名：ボンビバ）、第三世代のリセドロン酸（商品名：ベネット、アクトネル）とミノドロン酸（商品名：ボノテオ、リカルボン）です。骨折予防効果や骨密度を上げる効果はそれぞれ微妙に異なりますが、いずれも優れた効果が確認されています。

口から服用できる手軽な経口《けいこう》薬をはじめ、飲みくだしが容易なゼリー薬（ボナロン経口ゼリー）、点滴注射薬（ボナロン）、静脈注射薬（ボンビバ）などさまざまなタイプの薬があることも、ビスホスホネートの大きな利点です。

しかも、経口薬は、1日1回、週1回、4週に1回、月1回とさらに選択肢が用意されていますが、服用にあたっては注意があります。

朝起きたらすぐにコップ1杯の水道水（180～200cc）で服用し、そのまま30分以上、上半身を起こしたまま、水以外の飲みものや食べものを口にしないで過ごします。ですから、寝たきりの人の場合には、注射や点滴によるビスホスホネートの投与を受けることになります。

もともとビスホスホネートの体内吸収率は、わずか2%です。服用時の注意事項を守らないとさらに吸収率が落ちてしまい、十分な治療効果をあげられません。服用時の注意事項をかならず守るようにしてください。副作用には主に食欲不振や腹部膨満感、胃潰瘍《いかいよう》などの消化器症状があげられます。他に風邪様の症状の急性期反応や顎の骨に炎症が生じ、まれに進行して顎骨《がこつ》が壊死《えし》することがあります。

また、カルシウムとビタミンDの十分な補充があってこそ、ビスホスホネートはしっかりと骨密度を上げられます。ビスホスホネートは、骨からのカルシウムの溶け出しを抑えますが、骨をつくる骨形成は少しも妨《さまた》げません。ですが、骨芽細胞が骨形成を着実に進めようとしても、骨の素材となるカルシウムが十分に補給されなければ骨形成を進められません。

ですから、**服用にあたっては、食生活を改善し、十分なカルシウムとビタミンDを摂《と》ることを心がけてください。**食事からの摂取に限界があるときは、積極的にカルシウム製剤や活性型ビタミンD_3製剤を服用することが大切です。

毎日服用するのがつらいという人は、主治医に相談して、４周や月１回タイプの経口薬や注射薬にすることなどを検討してみてください。

服用が容易なＳＥＲＭ（サーム）

ＳＥＲＭ（サーム）は破骨細胞による骨の破壊を抑えることで、骨密度を高める代表的な骨吸収抑制剤です。選択的エストロゲン受容体モジュレーターが正式名称で、この英語名Selective estrogen receptor modulatorを略して「ＳＥＲＭ」と呼ばれます。

先に述べたビスホスホネートと並んで、骨粗しょう症の治療を担う二大プレーヤーの一つです。

ＳＥＲＭは、女性ホルモンのような働きをする薬です。骨に分布する女性ホルモンの受容体と結合して、骨吸収抑制作用を発動します。

女性ホルモンが全身に働きかけるのに対して、ＳＥＲＭは骨などごく限られたところの受容体のみに反応します。

ＳＥＲＭは骨に分布する女性ホルモン受容体と結合すると、すみやかに女性ホルモンのように働きはじめ、骨吸収を強力に抑え、骨形成を後おしすることで骨密度を高めていきます。

また、痛みを抑え、生活の質（ＱＯＬ）を改善するのにも役立ちます。

ＳＥＲＭの優れているところは、女性ホルモンと異なり、乳がんや子宮がんなどを発症させたり、その進行を促進したりする副作用がまったくないことです。

ＳＥＲＭは、乳房や子宮などには働きかけないので、乳がんや子宮がんなどの発症やその進行を促進させるリスクはまったくありません。むしろ、乳がんの再発や進行を抑える働きがあると明らかにされているほどです。そのため、ＳＥＲＭは乳がんの予防・治療薬にもなっています。

副作用は身体のほてりや下腿痙攣《かたいけいれん》などが時にあります。まれに足や骨盤の静脈に血のかたまりができ、血管を詰まらせる深部静脈血栓症を生じることがあります。

ＳＥＲＭは１日１回いつでも服用できます。ビスホスホネートの経口薬のように服用時間や食事などに気をつかう必要もいっさいありません。

女性ホルモン製剤はかつてはもっとも用いられていた

かつて骨粗しょう症に対して、一般的にもっとも広く用いられた薬が女性ホルモン製剤でした。しかし、ビスホスホネートとＳＥＲＭが新たに登場したことや、乳がんや心筋梗《こう》塞《そく》、脳卒中などを発症させる副作用の存在が明らかにされたことから、近年は使用が控《ひか》えられるようになってきました。

ですが、椎体《ついたい》圧迫骨折や大腿骨《だいたいこつ》近位部骨折を予防する効果は高いことが科学的に立証されています。

たしかに、女性ホルモン製剤も乳がんや心筋梗塞などの発症リスクを高める副作用があります。しかし、婦人科専門医が個々の患者さんに応じて、投与量や投与開始年齢、投与期間などを慎重に考慮して適切に用いれば、そうしたリスクをかなり減らせることも判明しています。女性ホルモン製剤は骨粗しょう症の治療において、依然として貴重な薬なのです。

骨の新陳代謝を進めるカルシウム製剤

カルシウムは骨の主成分であり、骨にとっては不可欠な栄養素です。食事からのカルシウム摂取量が不足すると、骨からカルシウムが溶け出して骨吸収も増大します。ところが、日本人は、慢性的にカルシウムが不足しています。1日700〜800㎎のカルシウム摂取が推奨《すいしょう》されているのに、実際に食事から摂《と》れるのは、最近では1日500㎎を切っています。

そこで、食生活の改善でどうしてもカルシウム不足が解消できないときは、カルシウム製剤を使用します。ビスホスホネートなどの服用中は、その効果を高めるためにカルシウム製剤が併用されることも少なくありません。

骨粗しょう症に効果があるカルシウム製剤には**Ｌ‐アスパラギン酸カルシウムとリン酸水素カルシウムがあります。どちらのカルシウム製剤も、骨折の発生リスクを抑える効果はありませんが、スムーズな骨の新陳代謝《しんちんたいしゃ》を促進する作用があります。**

副作用には、便秘しやすくなることや腹部膨満感、胸焼けなどの消化器症状などがあります。また、活性型ビタミンＤ$_{3}$製剤と併用して服用すると、血液中のカルシウム濃度が高くなってしまう高カルシウム血症を招くことがあります。その結果、肝心の骨粗しょう症の治療薬が服用できなくなることもあるので、用量に配慮《はいりょ》しながら使用します。

すなわち、カルシウム製剤として、サプリメントを１回に５００㎎以上摂取しないようにします。１日５００㎎以上のカルシウムを必要とする場合には、２回以上に分けて内服するようにします。

カルシウムの吸収を促進して骨折を防ぐ、活性型ビタミンＤ$_3$製剤

活性型ビタミンＤ$_3$製剤は、体内におけるカルシウムの利用効率を高める多彩な働きで、スムーズな骨の新陳代謝をはかる薬です。

もっともよく知られている働きが、小腸における食べ物からのカルシウムの吸収を高める作用です。ほかに骨へのカルシウムの沈着を促進する作用や、腎臓で血液から原尿（尿の素）に一旦排出したカルシウムの再吸収を向上させる作用などもあります。さらに、筋肉が萎《い》縮《しゅく》するのを防ぐ作用があり、結果的に転倒による骨折を予防することも認められています。

さて、ビタミンＤは「骨のビタミン」と呼ばれますが、食事から摂取したり皮膚で合成されるビタミンＤつまり天然ビタミンＤは、そのままではまったく役に立ちません。肝臓と腎臓で酵素の働きを受けて活性化し、活性型ビタミンＤとなってはじめてその働きが発動されます。化学合成により、あらかじめ活性化させたビタミンＤとしてつくられた薬が活性型ビタミンＤ$_3$製剤なのです。

活性型ビタミンＤ$_3$製剤には、アルファカルシドール、カルシトリオール、エルデカル

シトールの三つのタイプがあります。いずれも、先のような体内におけるカルシウムの利用効率を高める働きが認められています。

三つのうち１９８０年代に登場したアルファカルシドールとカルシトリオールは、骨密度の増加、ならびに脊椎椎体《せきついついたい》圧迫骨折のリスク減少の二つの効果が確かめられましたが、いずれもわずかなものでした。

エルデカルシトールは、わが国で開発され、２０１１年に使用が開始されたもっとも新しい活性型ビタミンＤで、活性型ビタミンＤ$_3$製剤として、はじめて大腿骨近位部の骨密度を増やす効果が確認され、骨強度を直接的に高める作用のあることが認められています。エルデカルシトールは他の活性型ビタミンＤ$_3$製剤の小腸のカルシウム吸収促進作用に加えて、骨吸収抑制作用や骨形成作用が認められており、より強力な活性型ビタミンＤ$_3$製剤とされています。

日本の食事摂取基準によるビタミンＤの目安量は、１日５・５㎍ですが、骨粗しょう症のためのビタミンＤ摂取目標量は、15～20㎍で、その半量以下しか摂取されておりません。日本人の多くはビタミンＤの摂取量が不足し、30代で30％、40代で50％、80代で70％近くの人が欠乏状態にあります。ビタミンＤの必要量の80％は、皮膚のコレステロールから紫外線によって合成されます。しかし、近年の美白願望の高まりを背景に、過度な紫外線対策によってビタミンDの欠乏にますます拍車がかかっています。

わが国のビタミンD摂取源は魚ですが、海外では「ビタミンD摂取のメインはサプリメント」というところもあります。ビタミンDが不足している骨粗しょう症の患者さんは、医師と相談しながら活性型ビタミンD$_3$製剤を服用することをおすすめします。まれな副作用として、血液中のカルシウムの濃度が異常に高まり、高カルシウム血栓や急性腎不全、尿路結石などを招くことがあります。

骨の石灰化を進め、骨質を改善するビタミンK$_2$製剤

ビタミンK$_2$製剤は、骨の石灰化を促進することで、骨の強度を高めて骨折のリスクを減らす治療薬です。

骨はタンパク質とミネラルでつくられていますが、タンパク質のうちコラーゲンに次いで骨に多く含まれているのがオステオカルシンです。オステオカルシンは、骨代謝のなかでカルシウムを沈着させ、骨の石灰化を進める役割を果たしています。しかし、体内のビタミンKが不足すると、十分な量のオステオカルシンができず、石灰化の不十分な脆くて

折れやすい骨になってしまいます。

ビタミンK_2製剤には、オステオカルシンを増加させる作用があり、骨の石灰化を促進して骨質を改善し、骨折を予防する効果があります。

ビタミンＫは、ビタミンK_1とビタミンK_2の二つのタイプがあります。K_1はホウレンソウや小松菜、ニラなどの緑黄色野菜に、K_2は納豆や肉、鶏卵、乳製品に豊富に含まれています。後者のK_2を化学合成でつくった薬がビタミンK_2製剤です。**骨粗しょう症の治療薬としては「グラケー」が用いられています。**

副作用はとくにありませんが、心房細動や脳梗塞などの治療薬であるワーファリン（一般名 ワルファリン）を服用している人は、ビタミンK_2製剤を使用できません。ワーファリンの血栓《けっせん》予防効果を損ねてしまうからです。

画期的な新薬が続々と開発されている

骨粗しょう症の薬は、２０１０年代に入って「テリパラチド」「デノスマブ」と優れた治療薬が出てきました。さらにこの先も、画期的な新薬が続々と登場してきます。

一つはビスホスホネートのゾレドロン酸で、年1回の点滴静注薬ですが、すでに世界110カ国で承認されています。わが国でも、近々使用可能になりそうです。

二つめは、破骨細胞による骨吸収を抑えるカテプシンK阻害《そがい》剤（一般名 オダナカチブ）です。破骨細胞は、骨を溶かすときにカテプシンKという酵素《こうそ》を分泌します。カテプシンK阻害剤は、このカテプシンKの働きを阻害することで、骨吸収を抑制します。

三つめは、骨芽細胞による骨形成を回復させる抗スクレロスチン抗体薬（一般名 ロモソズマブ）です。いまもっとも期待されている骨粗しょう症の新薬です。

スクレロスチンは骨の新陳代謝の司令塔である骨細胞から分泌されるタンパク質です。破骨細胞による骨吸収と骨芽細胞による骨形成の均衡《きんこう》をはかるため、後者の骨形成のブレーキ役を果たしています。

四つめは、骨芽細胞による骨形成を促進する抗DKK1抗体薬です。

骨粗しょう症に冒されスカスカとなった骨には、DKK1（ディックコップ1）と呼ばれるタンパク質が増えています。

抗DKK1抗体薬は、このDKK1を狙い撃ち、その働きを妨げて骨形成を促す骨形成促進剤です。

このように、画期的な新薬が次々と開発されています。日本の医療現場にもまもなく登場してくるでしょう。安全で効果の高い治療薬の選択肢が増えることで、より確実に骨折の予防がはかれるようになることがますます期待されます。

第6章

骨の若さを保つ食事と栄養

骨の健康を守る三つの基本

骨粗しょう症は、自分では避けられない、なったら二度と治らない、やっかいな不治の病ではなく、自ら外的リスク因子を取り除くことで、予防したり改善したりすることが可能です。

日常生活のなかで、もっとも気をつけなくてはいけないのは、適切な栄養の摂取と運動です。この二つは、骨の健康を守るための生涯を通じてのテーマになります。

というのも、人間の骨は、母親の子宮にいる胎児《たいじ》のうち、それも妊娠8週目というごく早い段階で形成されるからです。この段階では、母親の栄養状態が、胎児の骨格成長に大きな影響を与えます。

現在、日本の20代の女性の21・5％、つまり5人に1人以上が体格指標（ＢＭＩ）が18・5未満のやせすぎで、しかも骨の健康に必要なカルシウムやビタミンＤの栄養が不足しています。母体内のビタミンＤが不足しているために、子どもの骨軟化症やくる病が増えています。母親の栄養不足は、その子どもの思春期後半に獲得される最大骨量（Peak Bone Mass：PBM）や、閉経後の骨量低下、高齢になってからの大腿骨《だいたいこつ》近位部（足の付け根）骨折のリスクなどと関係があると考えられています。

生まれて以降、骨形成においてもっとも重要な時期は、幼児期（１―４歳）と思春期（10―16歳）です。骨量の約半分は幼児期に獲得され、残りの半分はＰＢＭに達する思春期後半までに獲得されます。とくにこの時期には、丈夫な骨をつくるための栄養をしっかりととることが大切です。

具体的には、骨の健康のカギとなる栄養素として「カルシウム」「ビタミンＤ」「タンパク質」、補助する栄養素として「ビタミンK」「マグネシウム」「亜鉛」「カロテノイド」があります。食材としては、乳製品、果物・野菜、魚が推奨《すいしょう》されています。

さらに、身長の伸びと骨量の増加が急速に起こる小学校高学年から中学校にかけては、骨に刺激を与えて骨細胞を活性化させる運動をすることが大切です。思春期には成長ホルモン、性ホルモンなどが増加し、骨量の増加速度が最大となります。また、女子においては初経前の運動により、手足の骨の外側がとくに太くなります（Ｐ１５９参照）。

骨量や骨強度は、骨に加わる負荷が大きければ大きいほど増加するため、歩行→ランニング→ジャンプの順に運動効果は大きくなります。具体的には、新体操、器械体操、バレエ・ダンスなどのジャンプ運動がおすすめです。

このようにして、ＰＢＭを10％増加させておくと、女性の場合、閉経後骨粗しょう症の**発症時期を13年も遅らせることができるといわれています。**

骨の成長が終わってからも、引き続き、骨に必要な栄養素をしっかりととりながら運動を心がけることが大切です。そのうえで、年代によって次の点に留意しましょう。

20歳までは骨の量をできるだけ多く貯《たくわ》えておく、「骨貯金」の必要があります。45歳からは、せっかく貯えた骨の量を減らさないようにしましょう。

その後は、必要に応じて薬剤を使用し、とくに65歳からは骨折を防ぎ、75歳からは2ヵ所以上の骨折を防止しなければなりません。85歳からは骨折を来すような転倒を防ぐことにより、いつまでも自分で立ち上がり、歩くことを目指しましょう。

そして、すべての年代を通して忘れてはならないのは骨検診です。

「栄養・運動・骨検診」

骨の健康を守るこの三つの基本は、各世代に共通な課題です。家族ぐるみで一緒に取り

思春期における身長・骨密度の加齢変化に対する性ホルモン・成長因子の関与

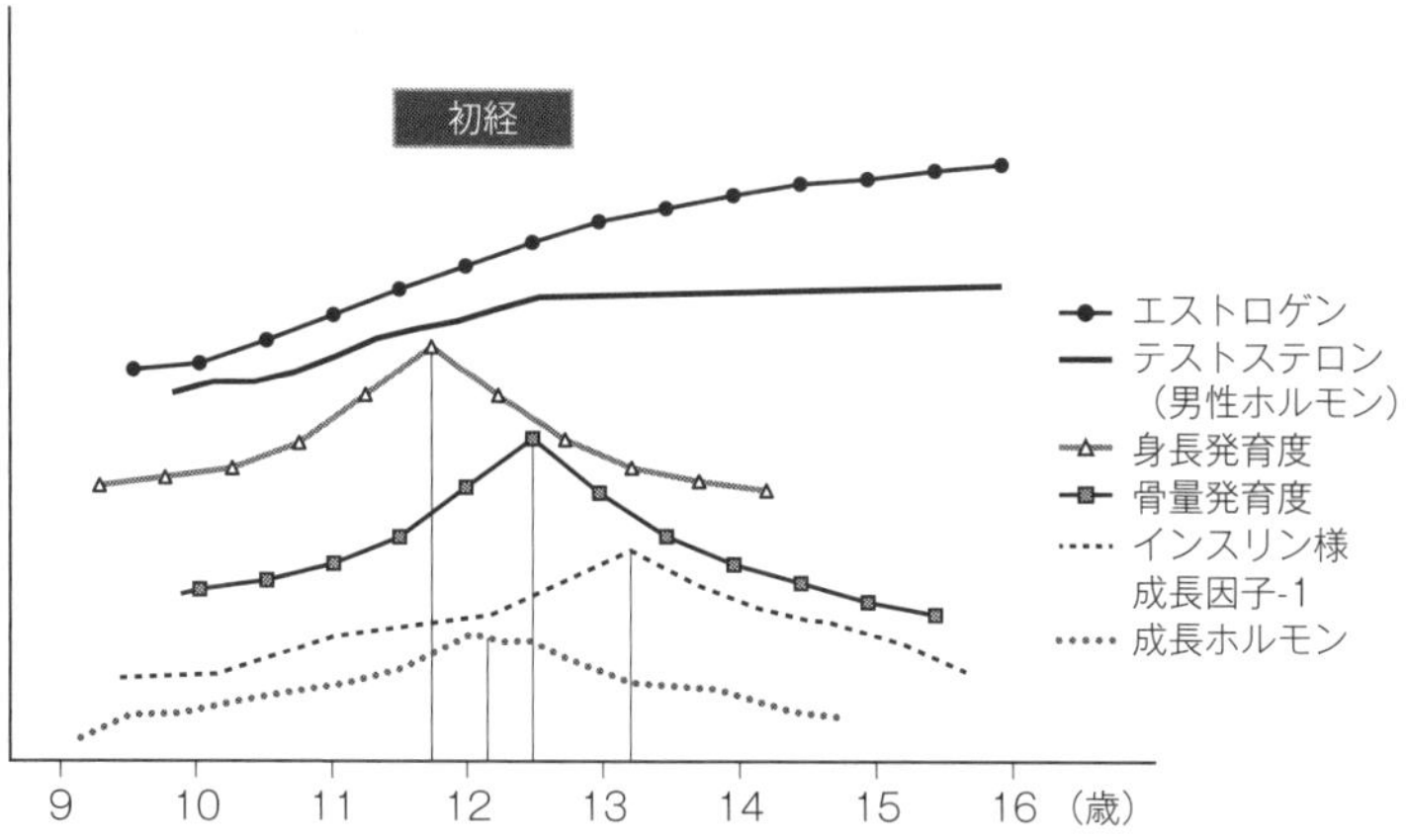

出典：MacKelvie KJ Br J Sports Med 2002 改変

運動が初経前の女子の長管骨（手足の骨）に及ぼす影響

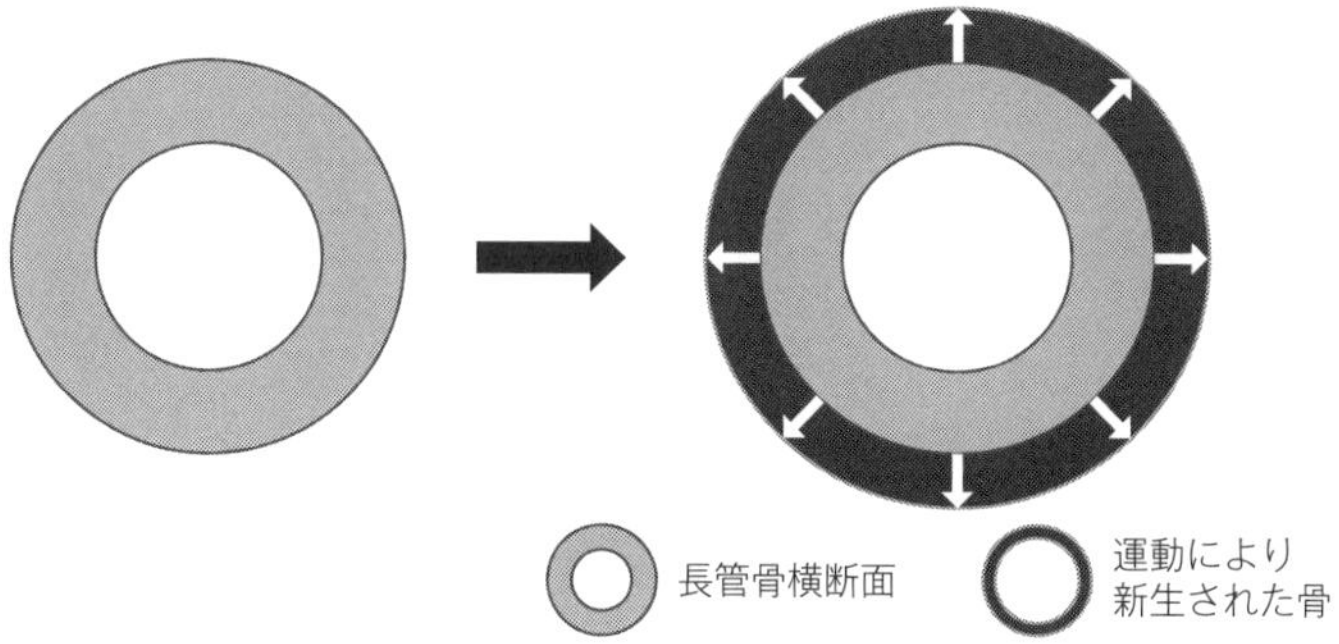

運動による骨の新生は、初経前では骨の外側が活発であり、
その結果、骨は太くなる

出典：Specker B et al. Calcium and exercise requirements for optimal development. 6th International Workshop for Musculoskeletal Interactions. Cologne, Germany, May 8, 2008 より作図

骨粗しょう症と骨折の予防のために!!

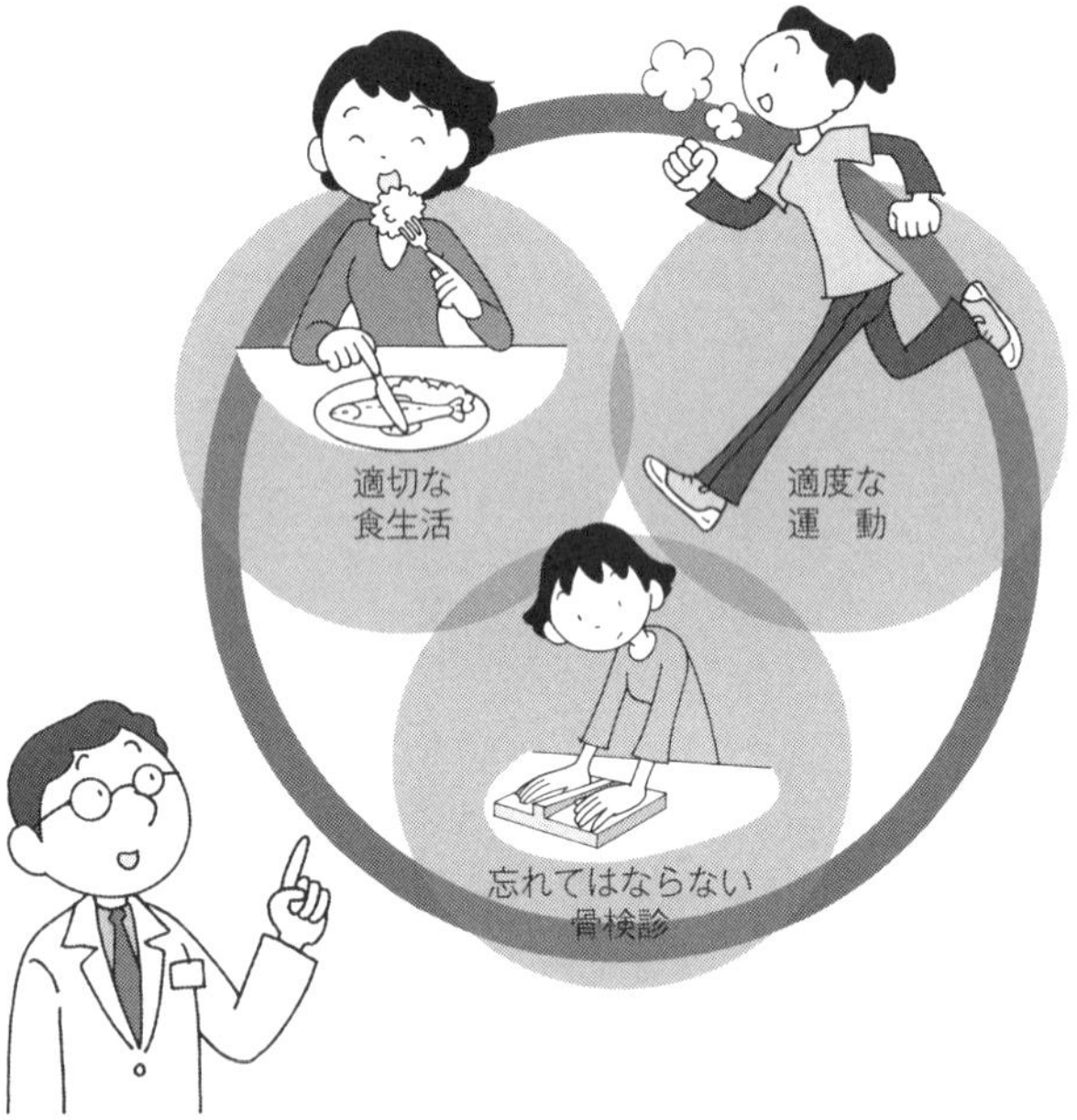
適切な
食生活
適度な
運　動
忘れてはならない
骨検診

組みたいものです。

骨の健康は正しい知識を知ることから始まります。この章では、三つの基本のうち「栄養」について詳しく述べます。「運動」は第7章、「骨検診」は第3章で述べています。参考にして、ぜひ骨の健康を守ってください。

朝食を抜く人は骨密度が低い

つくっては溶かし、溶かしてはまた新しくつくる。

骨は、生涯にわたって新陳代謝を繰り返す、みずみずしい臓器です。

いつまでも丈夫で若々しい骨を維持

するには、まず、バランスのよい食事をきちんととること。そのうえで、骨の材料となるカルシウムなどのミネラルやタンパク質、ビタミンなどの栄養を十分に補《おぎな》うことでます。そのためには、朝・昼・晩と1日3回きちんと食べる食習慣を身につけることがとても大切です。ここで、あなたに質問です。

あなたは朝食をきちんととっていますか？

「朝は忙しくて食べる暇がない」

「ダイエットのために朝は食べない」

このように言って、朝食を抜く人が少なくありません。実際、30代の女性の約6人に1人、60代の女性の約14人に1人が朝食をとっていないというデータ（「国民健康・栄養調査」）があります。

ですが、これまでの調査で「朝食をとらない人の骨密度は低い」ということがわかっています。**骨の健康と若さを保ち続けるには、長年の食生活の積み重ねがものをいいます。**

もし、先ほどの質問の答えが「ＮＯ」だった方は、今からでも決して遅くはありません。ご自分の食生活を見直して、1日三度の食事をきちんと、おいしく、楽しくとることをぜひ心がけてください。食習慣を整えることで、骨の状態も整ってきます。

カルシウムだけじゃない！骨をつくるために欠かせない七つの栄養素

骨粗しょう症対策には、栄養バランスのとれた食事をきちんととり、なおかつ、骨をつくるのに欠かせない栄養素を積極的にとることが大切です。骨に必要な栄養素としてもっともよく知られているのは、カルシウムでしょう。背が伸びることを期待して、子どものおやつに牛乳やチーズを積極的に与えるお母さんも多いようです。

確かにカルシウムは、骨にとって非常に重要な栄養素ですが、それだけでは骨はつくれません。

昨年の「世界骨粗しょう症デー」では、キャンペーンのテーマとして「栄養」に重点がおかれ、健康な骨をつくるカギとなる栄養素として、カルシウムと並んで、ビタミンD、タンパク質、ビタミンK、マグネシウム、亜鉛、カロテノイドがあげられました。

これらに加えて、骨の質を高めてしなやかさを保つビタミンB_6、ビタミンB_{12}、葉酸の三つの栄養素も、**骨質を強化するうえで不可欠です。**

それぞれの栄養素が、骨の形成にどのような役割を果たしているのかを理解し、これら

2015年世界骨粗しょう症デーのキャンペーン

丈夫な骨をつくるための食材を食卓に

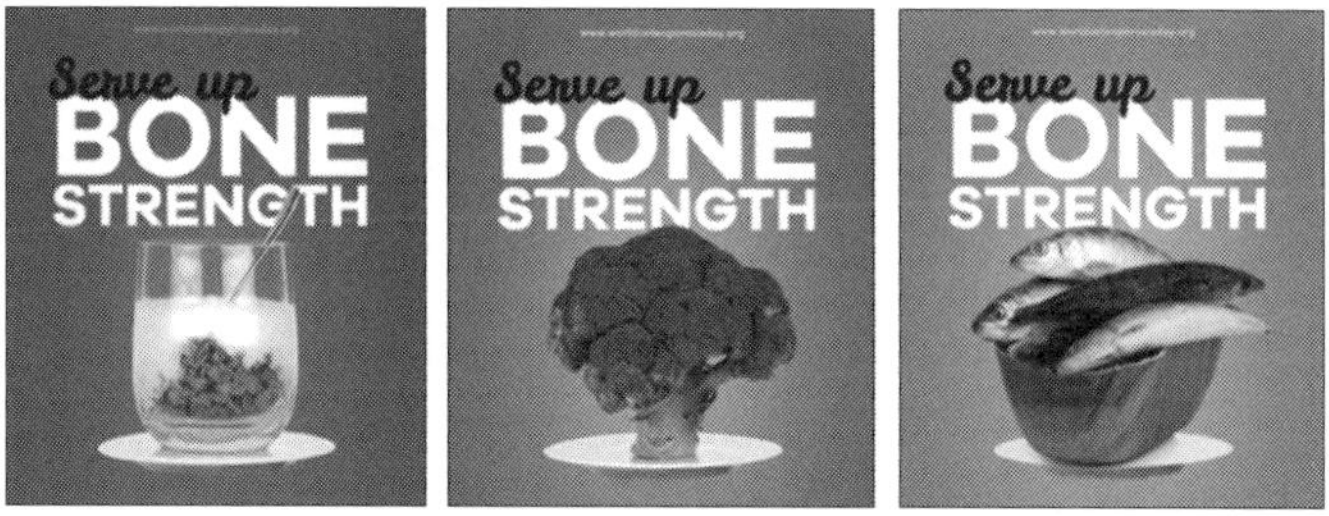

骨の健康のキーとなる栄養素は？ カルシウム、ビタミン D、タンパク質

乳製品	果物・野菜	魚
カルシウム・タンパク質	カルシウム・他	タンパク質・ビタミンD

次に骨の健康をサポートする栄養素は？ ビタミンK、マグネシウム、亜鉛、カロテノイド

の栄養素を豊富に含む食品を、普段の食事に上手にとり入れていくことを心がけましょう。

日本人は、カルシウムが不足している

カルシウムは、骨の主成分であり、骨の新陳代謝にとってなくてはならない栄養素の代表格です。

カルシウムは体内で合成することができないので、必ず食べものからとる必要があります。ですから、食事によるカルシウムの摂取量が不足すると、血液中のカルシウム濃度も低下します。すると、それを補うために、骨からカ

ルシウムがどんどん溶け出ていきます。その結果、スカスカで脆《もろ》い、骨折しやすい骨粗しょう症の骨になってしまいます。

強くて丈夫な骨を維持するには、カルシウムをとることが絶対条件です。

ところが、**飽食といわれる現代の日本において、唯一、大幅に不足している栄養素が、カルシウムです。**

厚生労働省による健康を維持するのに必要なカルシウムの摂取推奨《すいしょう》量（50歳以上）は、女性が1日に650㎎、男性が700㎎です。ところが、実際の摂取量は40代の女性が423㎎、骨粗しょう症に関心の高い60代の女性でも526㎎にとどまっています。

しかも、この推奨量は、適正な骨量を維持してきた人を目安に算出されています。したがって、骨粗しょう症の予防や治療のためには、さらに150㎎を上乗せして、1日800㎎程度のカルシウムをとることが望ましいのです。

そうなると、30代の女性は骨の健康維持に必要とされる量の半分以下、60代の女性は三分の二程度しか、カルシウムがとれていないことになります。これでは、骨粗しょう症を防ぐどころではありません。

なぜ、日本人のカルシウムの摂取量はこんなに少ないのでしょうか。

1日のカルシウム摂取量の平均値

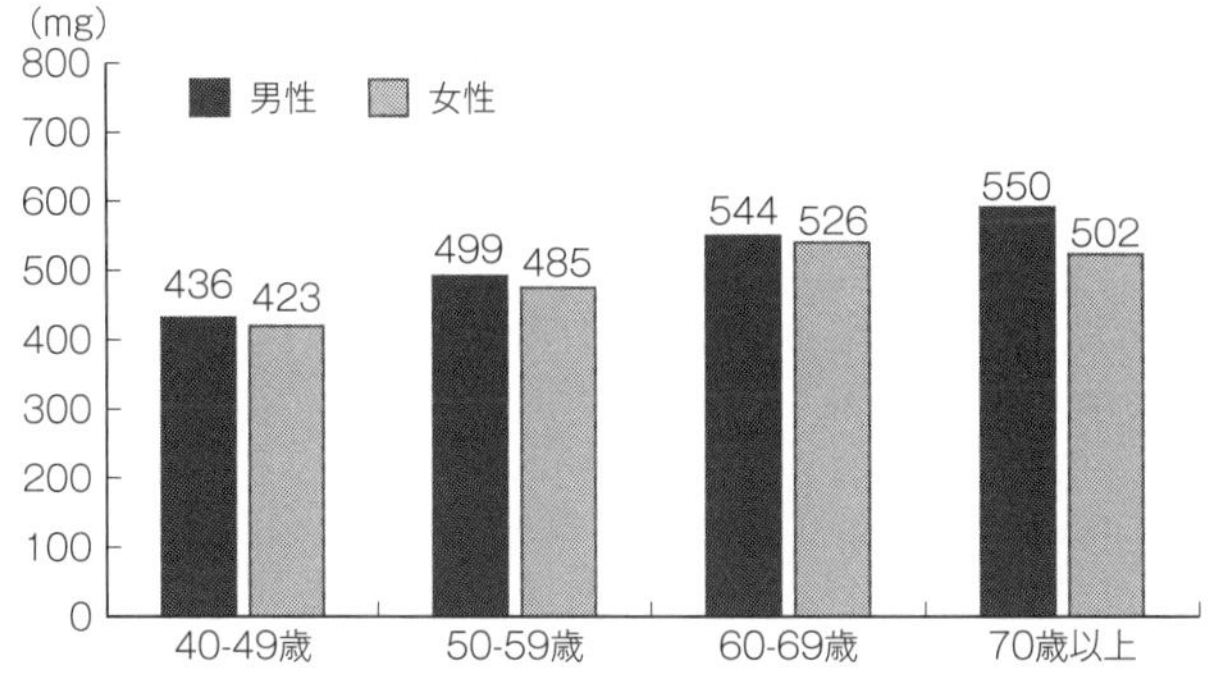

出典：厚生労働省　「平成26年　国民健康・栄養調査」より

大きな要因としてあげられるのは、まず飲み水です。日本の水道水は、欧米のようなカルシウムなどミネラル類の豊富な硬水ではなく、ミネラルの含有量の少ない軟水です。水は毎日大量にとるものですから、欧米に比べて日本はもともとカルシウムがとりにくい環境にあるといえます。

加えて、カルシウムの豊富な牛乳など1人あたりの乳製品の摂取量が、日本は欧米と比べて格段に少ないのです。実際、牛乳は約四分の一、バターは約七分の一、チーズは約十分の一にとどまっています。

食生活をめぐるこうした環境が、日本人のカルシウム不足に大きく影響していることは確かなようです。

カルシウム自己チェック表

以下の10の質問に答え、該当するところに○をつけてください。そして○をつけたところの点数を右端の点数欄に書きこみ、合計点数を出してください。

	質問	0点	0.5点	1点	2点	4点	点数
1	牛乳を毎日どのくらい飲みますか？	ほとんど飲まない	月1～2回	週1～2回	週3～4回	ほとんど毎日	
2	ヨーグルトをよく食べますか？	ほとんど食べない	週1～2回	週3～4回	ほとんど毎日	ほとんど毎日2個	
3	チーズ等の乳製品やスキムミルクをよく食べますか？	ほとんど食べない	週1～2回	週3～4回	ほとんど毎日	2種類以上毎日	
4	大豆、納豆など豆類をよく食べますか？	ほとんど食べない	週1～2回	週3～4回	ほとんど毎日	2種類以上毎日	
5	豆腐、がんも、厚揚げなど大豆食品をよく食べますか？	ほとんど食べない	週1～2回	週3～4回	ほとんど毎日	2種類以上毎日	
6	ホウレンソウ、小松菜、チンゲンサイなどの青菜をよく食べますか？	ほとんど食べない	週1～2回	週3～4回	ほとんど毎日	2種類以上毎日	
7	海藻類をよく食べますか？	ほとんど食べない	週1～2回	週3～4回	ほとんど毎日		
8	シシャモ、丸干しイワシなど骨ごと食べられる魚を食べますか？	ほとんど食べない	週1～2回	週1～2回	週3～4回	ほとんど毎日	
9	シラス干し、干しエビなど小魚類を食べますか？	ほとんど食べない	週1～2回	週3～4回	ほとんど毎日	2種類以上毎日	
10	朝食、昼食、夕食と1日に3食を食べますか？	ほとんど食べない	1日1～2食		欠食が多い	きちんと3食	
	合計点数						

結論

合計点数	判定	アドバイス
20点以上	良い	1日に必要な800mg以上のカルシウムが摂れています。このままバランスのとれた食事をつづけましょう。
16～19点	少し足りない	1日に必要な800mgのカルシウムに少し足りません。20点になるよう、もう少しカルシウムを摂りましょう。
11～15点	足りない	1日に600mgのカルシウムしか摂れていません。このままでは骨が脆くなっていきます。あと5～10点増やして20点になるよう、毎日の食事を工夫しましょう。
8～10点	かなり足りない	必要な量の半分以下のカルシウムしか摂れていません。カルシウムの多い食品を、いまの2倍摂るようにしましょう。
0～7点	まったく足りない	カルシウムがほとんど摂れていません。このままでは骨が折れやすくなって、とても危険です。食事をきちんと見直しましょう。

出典：「骨粗鬆症の予防と治療ガイドライン2015年版」より

ですが、繰り返しになりますが、食生活は変えることができます。カルシウムをとりにくい環境だからこそ、**意識して積極的にとることが必要なのです。**

あなたは１日に必要な８００㎎のカルシウムをとれていますか？　Ｐ１６６ページの「カルシウム自己チェック表」でぜひ確かめてみてください。

カルシウムをとるのにおすすめの食品

いかにカルシウムをより多くとるのか。

そのために食生活をどのように変えていけばいいのか。

このことをしっかりと頭において、カルシウムの豊富な食品を毎日の食生活に積極的にとりいれるようにしてください。

このようにいうと、なんだかとてもハードルの高いことのようですが、ちょっとした工夫で容易に必要なカルシウムをとることができます。

いくつか例をあげてみましょう。

まず一つは、**牛乳やヨーグルト、チーズなどの乳製品を意識的にとる**ことです。骨の主成分であるカルシウムとタンパク質の二つが豊富に含まれている乳製品は、骨パワーを得

食品および食品群別のカルシウムのみかけの吸収率

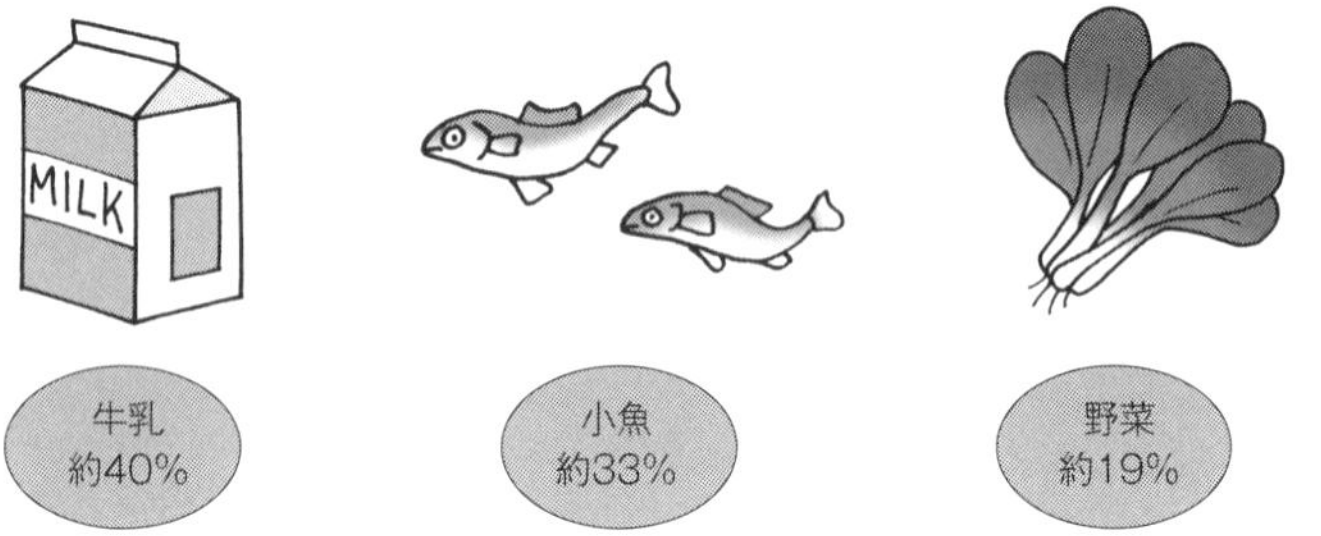

出典：上西一弘　他：日本栄養・食糧学会誌　Vol.51（5）259-266（1998）改変

るための必須食品といえます。

実は、カルシウムは体内に吸収されにくいミネラルで、食べたぶんだけ体内に吸収されるというわけではありません。たとえば、緑黄色野菜に含まれるカルシウムの吸収率は約18%、小魚などは約33%にとどまります。ところが、乳製品の場合は約40%に達し、食品の中ではきわめて高いカルシウム吸収率を誇っているのです。

毎日、コップ１杯（２００cc）の牛乳を飲めば、それだけで約２２０mgのカルシウムが補給できます。

とりわけ、寝床に入る直前のコップ１杯の牛乳は有効です。就寝中に副交感神経の働きでカルシウムの吸収が高まるのです。また、寝ている間は、成長ホルモンの分泌も高まって骨の新陳代謝も活発化するので、相乗効果を期待できます。そのうえ、牛乳に含まれるペプチドやアミノ酸が、心地よい鎮静作用や眠りの持続をもたらすので、副交感神経や成長ホルモンの働きがますますアップします。

数多い乳製品のなかでも、とくにおすすめなのはチーズです。ウシやヒツジの乳を脱水・凝縮して固めたものですから、わずかな量で思いがけないほど多量のカルシウムやタンパク質をとることができます。**チーズは最強の骨パワー食品といえるでしょう。**

また、「牛乳を飲むとお腹の調子が悪くなる」という乳糖不耐症の方には、ヨーグルトをおすすめします。牛乳と違って、ヨーグルトは乳糖が分解されているので腹痛などを起こさずに食べられます。

もう一つは、**豆腐や納豆などの大豆食品を積極的にとることです。**カルシウムが豊富なうえ、体内で「骨の守護神」といわれる女性ホルモンとよく似た働きをする大豆イソフラボンも豊富に含まれています。ちなみに、**豆腐は絹ごし豆腐よりも、カルシウムの含有量が2倍以上にのぼる木綿豆腐がおすすめです。**

ほかにも、小魚や野菜、海藻や切り干し大根などの乾物などはカルシウムが豊富なので、積極的に食べるようにしてください。

カルシウムの多い食品

カルシウム	骨粗しょう症の予防や治療における薬の効果を高めるために重要です。	摂取の目標量 1日700～800mg

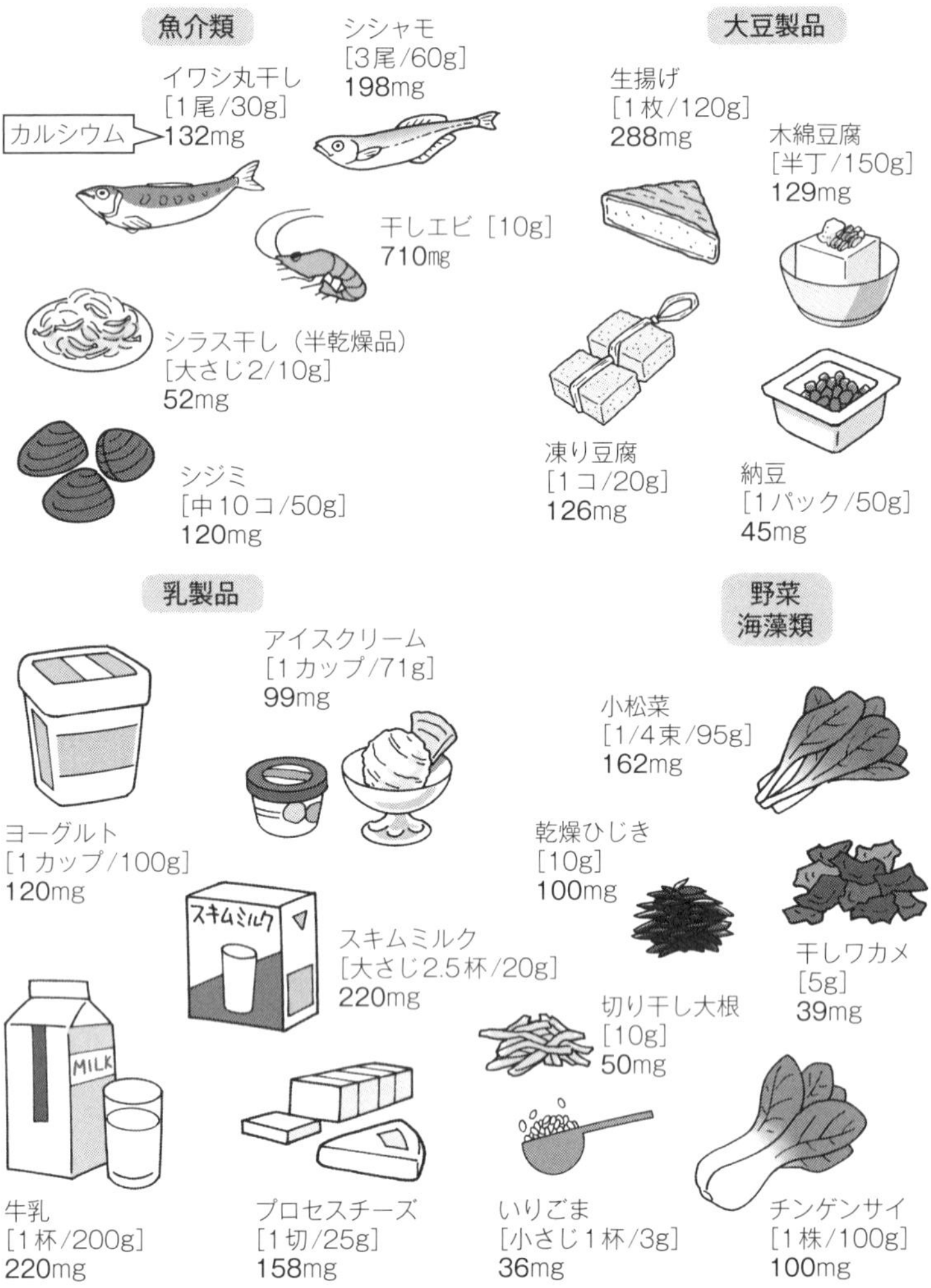

魚介類
カルシウム
イワシ丸干し
[1尾/30g]
132mg
シシャモ
[3尾/60g]
198mg
干しエビ [10g]
710mg
シラス干し（半乾燥品）
[大さじ2/10g]
52mg
シジミ
[中10コ/50g]
120mg
大豆製品
生揚げ
[1枚/120g]
288mg
木綿豆腐
[半丁/150g]
129mg
凍り豆腐
[1コ/20g]
126mg
納豆
[1パック/50g]
45mg
乳製品
アイスクリーム
[1カップ/71g]
99mg
ヨーグルト
[1カップ/100g]
120mg
スキムミルク
[大さじ2.5杯/20g]
220mg
牛乳
[1杯/200g]
220mg
プロセスチーズ
[1切/25g]
158mg
野菜
海藻類
小松菜
[1/4束/95g]
162mg
乾燥ひじき
[10g]
100mg
干しワカメ
[5g]
39mg
切り干し大根
[10g]
50mg
いりごま
[小さじ1杯/3g]
36mg
チンゲンサイ
[1株/100g]
100mg

[ ] 内には、1回に食べる目安とその量を示しました。
出典：日本食品標準成分表2015年版［七訂］より算出　骨粗鬆症財団　疾患啓発資料より

カルシウムを助けるビタミンDは、骨粗しょう症予防に欠かせない

青魚などに多く含まれるビタミンＤは、カルシウムの働きを助けるさまざまな作用を持っていることから「骨のビタミン」と呼ばれます。

まず、ビタミンＤには、**小腸でのカルシウムの吸収を高める働き**があります。女性は45歳前後、男性は60歳前後から、小腸でのカルシウム吸収率が徐々に低下します。ビタミンＤはこれを食い止め、高める作用があるのです。

また、ビタミンＤには、**カルシウムの骨への沈着を助け、丈夫な骨にする働き**もあります。

さらに、**体内のカルシウムのバランスを保って、骨粗しょう症を防いだり生理機能が正常に働くようにするのもビタミンＤ**の役割です。そのメカニズムを簡単にご説明しましょう。

カルシウムは、丈夫な骨をつくるほかにも、心臓や筋肉を動かしたりホルモンや体液を分泌するなど、さまざまな生理作用にかかわっています。そのため、血液中のカルシウム濃度は常に一定に保たれています。血液中のカルシウムが低下してくると、骨からカルシ

ビタミンD	カルシウムの吸収を促して、骨を強くします。	摂取の目安量 1日5.5μg

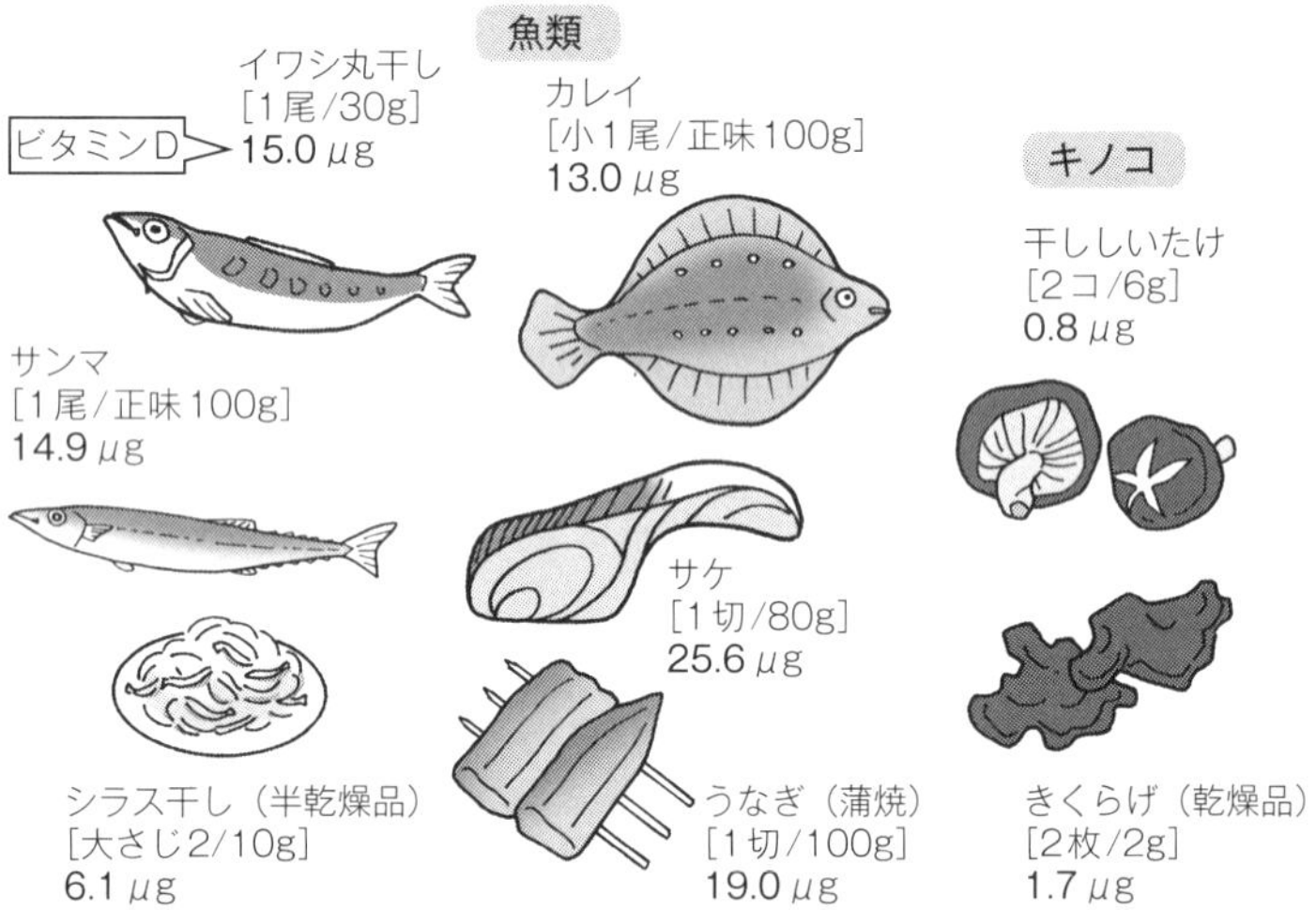

[　] 内には、1回に食べる目安とその量を示しました。
出典：日本食品標準成分表2015年版［七訂］より算出　骨粗鬆症財団　疾患啓発資料より

ウムをとり出して不足分を補い、逆に、血液中のカルシウムが余ると骨に貯《たくわ》えられます。

そのバランスをとっているのがビタミンDです。食事からとるカルシウムが少ないときには、カルシウムが尿として排《はい》泄《せつ》されてしまわないよう再吸収を促《うなが》す働きもあります。したがって、ビタミンDが不足すると、血中のカルシウム濃度が低下してきたときに、骨からカルシウムが溶け出す一方となって、骨がスカスカになってしまいます。

さらにもう一つ、ビタミンDには骨を守る作用があります。それは、身体をスピーディーに動かすときに働く筋肉中の速筋線維《せんい》を増やすことです。身体のキレがよくなれば、それだけ転倒のリスクが減ります し、もし転倒したとしても骨折などの大事に至らずにすみます。

このように、ビタミンDはカルシウムを助けて丈夫な骨をつくり、なおかつ身体のキレをよくすることで転倒による骨折を防ぐことから、「骨のガードマン」とも呼ばれます。骨の健康を維持し、骨粗しょう症の予防や治療に欠かせない代表的なビタミンの一つです。カルシウムを十分にとっていても、ビタミンDが不足していると、丈夫な骨をつくることができません。

ところが、日本人の多くは慢性的にビタミンDの摂取量が不足しています。１日に必要とされるビタミンDは15～20μgすが、30代の女性は５・２μg、60代の女性は８・５μgしかビタミンDをとれていません。

ビタミンDが不足する大きな原因の一つは、野菜やイモ類、穀類、豆類など、ビタミンDがほとんど含まれていない食品のほうを多くとっていることです。ビタミンDを豊富に含む魚やキノコなどを、積極的に食卓にあげてください。

ちなみに天日でつくられた干しシイタケには多量のビタミンDが含まれていますが、機械乾燥でつくられたものにはビタミンDが含まれていません。天日にあたっていない干しシイタケは、使用する前に20~30分ほど、日光にあててビタミンDをつくってから使用するとよいでしょう。

ビタミンDは、このように食べものからとりいれるが、その80%は、日にあたることで体内で合成されます。皮膚が紫外線の刺激を受けるとコレステロールからビタミンDがつくられます。

ところが、近年、美白願望の高まりや、紫外線による皮膚の光老化やガンの発症を恐れるあまり、過剰な紫外線対策をする人が増えています。実は、これもビタミンD不足をもたらす要因となっています。

確かに、強い日差しを長時間浴び続けるのは考えものですが、**1日に必要な量のビタミンDを合成するには、顔や肘《ひじ》から先の腕を15分くらい日光にさらすだけでいいのです。**紫外線を浴びてからメラニン細胞のスイッチが入り日焼けが始まるまで、20分かかるといわれています。

たとえば、ベランダに洗濯物を干す間や、すぐ近所のスーパーに買い出しに行く間ぐらいは、日焼け止めを塗らずに過ごしてみてください。あまり日焼けを気にせずにビタミンDを合成できる「適度な日光浴タイム」を意識してとることも、骨折を防いで骨の健康を維持するために必要です。

良質なタンパク質が、丈夫でしなやかな骨をつくる

骨はコラーゲンを主体とするタンパク質の骨基質に、カルシウムを主体とするミネラルの骨塩が塗り固められるようにしてつくられています。

骨のコラーゲンは、みずみずしい肌を保つのに欠かせないコラーゲンと同じものです。骨の体積の50％、重量の25％がコラーゲンです。**コラーゲンは骨をつくっているタンパク質の9割を占め、骨組み（骨基質）として骨を形づくっています。**

残りの1割は、オステオカルシンと呼ばれるタンパク質で、骨基質にカルシウムを沈着させて石灰化し、骨を強固にする働きを受け持っています。

タンパク質が不足すると、コラーゲンでつくられた骨組みはがたつき、骨の強度も不十分なものとなります。骨質が劣化し、脆く折れやすい骨になってしまいます。

タンパク質が豊富な食べものとして、肉や魚、乳製品、大豆製品などがあげられます。

体内に吸収されたタンパク質は、アミノ酸レベルにまで分解され、再びコラーゲンやオス

テオカルシンなどさまざまなタンパク質へとつくり変えられます。

「骨を若返らせ、健康で丈夫な骨にするには、コラーゲンの豊富な食品をとればよい」

このように考える人もいるかもしれません。ですが、そう簡単ではないのです。コラーゲンが体内で一度分解され、再びコラーゲンとして再利用されるのは、ほんの一部に限られます。体内でコラーゲンよりも不足しているタンパク質があれば、私たちの身体はコラーゲンを分解して、別の必要なタンパク質をつくるからです。

ですから、コラーゲンにこだわるよりも、**良質のタンパク質を含む食品を積極的に食べるほうが、骨の健康にとっては有効です。**

現在、日本人は男女とも、十分な量（1日50～60g）のタンパク質をとれている人がほとんどです。むしろとりすぎの傾向にあるともいわれます。

ところが、高齢者に限ってみると、「年をとれば粗食で構わない」と思いこみ、タンパク質の不足から骨量が減少して、骨を脆くしている人が少なくありません。骨粗しょう症の人はもちろん、骨粗しょう症予備群と告げられた人は、良質のタンパク質を意識的にとることを心がけましょう。

納豆などに含まれるビタミンＫも、丈夫な骨の維持に欠かせない

ビタミンＫには、骨にカルシウムを沈着させる作用があり、丈夫な骨を維持するのに重要な栄養素です。

また、カルシウムが石灰化して丈夫な骨になるときに、骨芽《こつが》細胞から分泌されるオステオカルシンというタンパク質が働きます。ビタミンＫは、このオステオカルシンの生成に不可欠な成分でもあります。

ビタミンＫが不足すると、できの悪いオステオカルシンが増えて、骨にカルシウムがとり込まれにくくなると同時に、骨からカルシウムが溶け出しやすくなって、骨が脆くなってしまいます。

骨の健康を維持するには、納豆やレタスなどビタミンＫが豊富な食べ物を積極的にとり、常に体内に十分なビタミンＫが確保されるようにすることが大切です。

ちなみに、ビタミンＫには、ビタミンK_1とビタミンK_2の二つのタイプがあります。前者のビタミンK_1は、アシタバやカブの葉、ツルムラサキ、春菊などの緑黄色野菜に豊

ビタミンKチェック表

あなたの納豆を食べる頻度と1回の食事で摂る野菜の量を○で囲んでください。そして○で囲んだところの点数を右端の点数欄に書きこみ、合計点数を出してください。

食品	食べる頻度				点数
納豆1パック（50g）	ほとんど食べない 0点	週1～3回食べる 10点	週4～5回食べる 25点	1日1回以上食べる 40点	
1回の食事で摂る野菜の量	ほとんど食べない 0点	少し食べる 10点	普通に食べる 15点	たっぷり食べる 25点	
合計点数					

（「普通に食べる」は、きざんだ野菜を片手一杯くらいか、あるいは小鉢1杯くらい）

結論：合計点数が40点未満の場合は、ビタミンKの摂取不足が予想されます。血液検査でucOCの値を調べ、ビタミンKの不足の程度を確かめることも勧められます。

出典：「骨粗鬆症の予防と治療ガイドライン2015年版」より

ビタミンK	カルシウムを骨に取り込んで、骨を強くします。	摂取の目安量 1日150μg

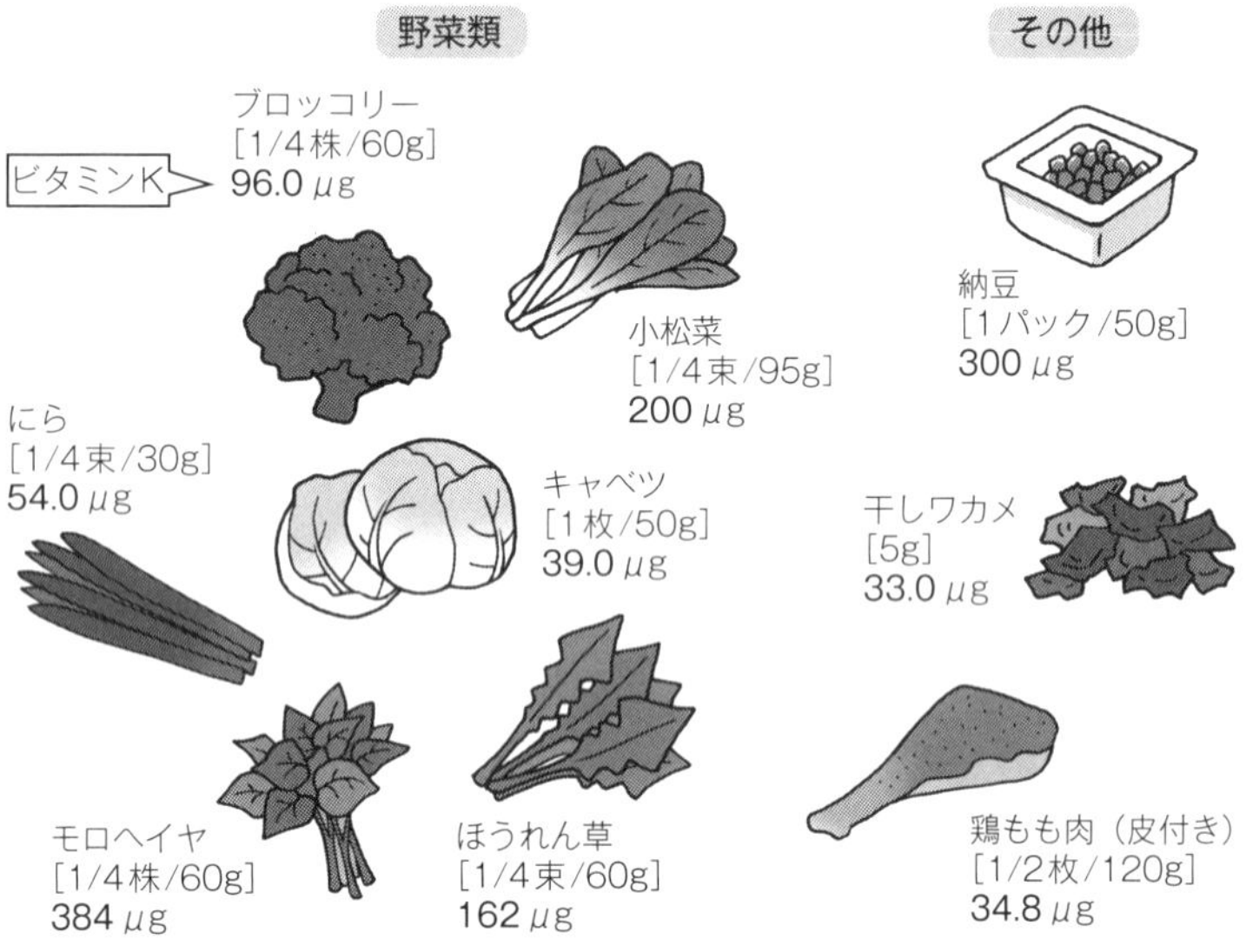

[ ] 内には、1回に食べる目安とその量を示しました。

出典：日本食品標準成分表2015年版［七訂］より算出　骨粗鬆症財団　疾患啓発資料より

ビタミンKと大腿骨近位部骨折との関係

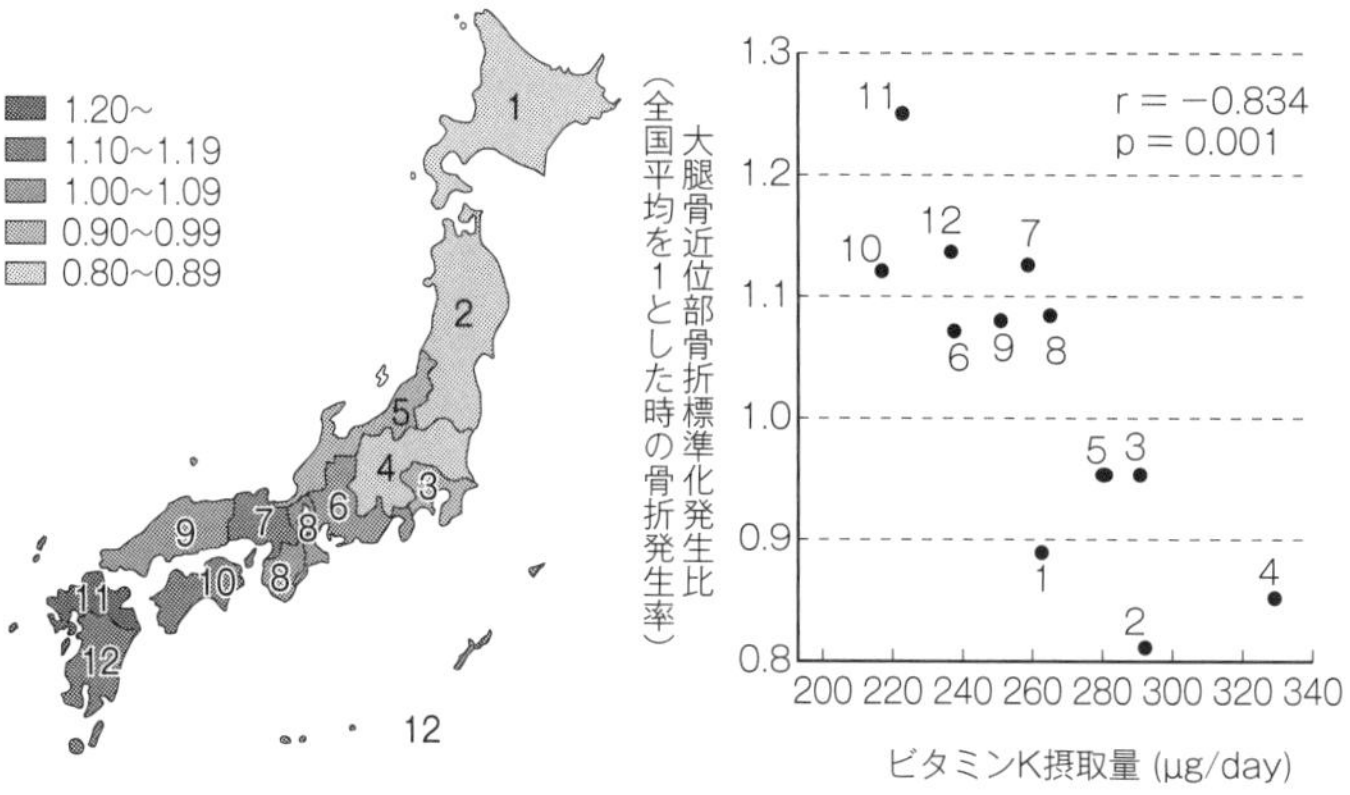

出典：Yaegashi Y. et al Eur J Epidemiol 2008

富に含まれています。後者のビタミンK_2は、微生物や腸内細菌などによってつくられます。大豆を納豆菌で発酵させてつくった納豆は、最強のビタミンK_2食品といわれています。

どちらのビタミンKも有用ですが、とりわけビタミンK_2は、実験によって骨量を増やすことが確認されていて、骨粗しょう症の予防だけではなく、治療にも役立つと認められ、薬にまでなっています。

実際、ビタミンK_2の宝庫である納豆をよく食べる地域ほど、大腿骨近位部骨折が少ないというデータもあります。納豆をあまり食べない近畿以西の西日本と比べ、納豆を常食とする東北や関東で大腿骨近位部骨折の発生数が少ないこともわかっています。

納豆には、ビタミンK２のほかにも、骨の材料となるタンパク質やカルシウム、カルシウムを助けるマグネシウム、体内で女性ホルモンと似た働きをするイソフラボンなど、骨の健康を守る成分がたくさん含まれています。

これまであまり納豆に馴染みがなかったという人も、これを機に、ぜひ食卓に納豆をあげてください。

カルシウムとコンビで働き、間接的に骨の健康を守るマグネシウム

干しヒジキなどに多く含まれるマグネシウムも、骨の健康にとって欠かせないミネラルです。

大人の体内には約30gのマグネシウムがあり、その約6割が骨に含まれ、骨の弾力性を高めて丈夫な骨にしています。残りのマグネシウムは歯や筋肉、神経、脳などに存在していて、筋肉を弛緩《しかん》させたり、血圧を下げたり、神経の興奮を抑えたり、さまざまな働きを担っています。

筋肉や神経などで働くマグネシウムが不足してくると、補給のために骨に含まれるマグ

マグネシウムの推奨量と平均摂取量（1日）

	20代	30代	40代	50代	60代	70代
女性／推奨量	270mg	290mg				270mg
女性／平均摂取量	196mg	199mg	206mg	236mg	251mg	235mg
男性／推奨量	340mg	370mg		350mg		320mg
男性／平均摂取量	223mg	231mg	244mg	268mg	286mg	273mg

出典：「日本人の食事摂取基準（2015年版）」「平成26年国民健康・栄養調査」より

マグネシウムの豊富な食品

（1食あたりのマグネシウム含有量）

食品	含有量	食品	含有量
アーモンド 30g	93mg	干しエビ 10g	52mg
カシューナッツ 30g	72mg	油揚げ 40g	52mg
干しヒジキ 10g	62mg	納豆 50g	50mg
煎り落花生 30g	60mg	バナナ 120g	38mg
玄米ご飯 120g	59mg	ホウレンソウ（茹で）80g	32mg
乾燥ワカメ 5g	55mg	小麦胚芽 8g	25mg
蕎麦（茹で）200g	54mg		

ネシウムが溶け出します。その際、カルシウムも一緒に溶け出しますが、その量はマグネシウムの約5倍にも及びます。つまり、マグネシウムがほんのわずか不足しても、あっという間にカルシウムのバランスが崩れて、スカスカの脆《もろ》い骨になってしまいます。

健康に必要とされるマグネシウムの量は、女性が1日270～290mg、男性が320～370mgですが、男女ともにすべての年代において、必要な量を摂取できていません。常に不足しがちなマグネシウムは、意識してとりたい成分の一つです。

マグネシウムは、納豆やナッツ類や海藻、緑黄色野菜などに豊富に含まれています。ぜひ、積極的に料理にとり入れてください。

なお、胚芽米や全粒粉のパンを主食にすると、マグネシウムをしっかりととることができます。

全身の老化を防ぐ亜鉛には骨粗しょう症改善効果も

細胞が代謝活動を行うときには、さまざまな酵素《こうそ》が働きますが、亜鉛《あえん》にはその酵素を活性化させる働きがあります。骨代謝によって骨が形成されるときにも、骨型アルカリフォスファターゼ（ＢＡＰ）という酵素が働きますが、亜鉛はＢＡＰの活性化にも不可欠です。つまり、**亜鉛には骨形成を促進する効果がある**のです。

また、最近の研究によって、亜鉛には骨粗しょう症を改善する効果のあることも認められました。骨粗しょう症のマウスに亜鉛を与えたところ、尿中へのカルシウムの排出量が減ることが認められており、亜鉛がカルシウムの再吸収を助けて、骨を丈夫にしていると考えられます。

体内にある亜鉛の量は鉄とほぼ同じぐらいですが、尿や汗として排泄される量は鉄の10倍にも及びます。骨粗しょう症の予防や治療には運動が有効ですが、運動によって発汗が増えると、それだけ亜鉛も不足します。

亜鉛は、細胞分裂や免疫システムにも深く関わり、私たちの生命維持そのものにとっても大事なミネラルです。日頃から、たまごやレバー、カキ、ホタテ、アルファルファなど亜鉛を多く含む食品をとって、全身の老化を防ぎましょう。

野菜や果物に含まれるカロテノイドが骨密度を高める

カロテノイドは、天然の動植物に広く含まれる黄、橙、赤色などの色素成分です。代表的なものに、ニンジンやカボチャなど緑黄色野菜に多く含まれるβ－カロテン、ベリー類に特徴的なルテイン、トマトのリコピン、ワインのポリフェノールなどがあります。いずれのカロテノイドにも、強い抗酸化力があり細胞が酸化するのを防ぎますが、種類によって働きかける細胞や及ぼす作用が異なり、得られる効果も違います。

これまでの研究で、**骨代謝との関係が確認されているのは、β－カロテン、リコピン、**

β‐クリプトキサンチンです。β‐クリプトキサンチンはミカンにとりわけ多く含まれています。

冬が旬のミカン、夏野菜のトマト、秋に豊作となるカボチャ……旬の味覚を味わいながら1年を通して彩《いろどり》のよい野菜や果物を食卓に並べることは、骨はもとより健《すこ》やかな心身を養うことにつながります。

骨折しにくい人の体内にはビタミンB_6が多い

骨の構造を高層ビルにたとえると、コラーゲンなどのタンパク質が鉄骨で、カルシウムなどのミネラルがコンクリートにあたります。コラーゲンは線維状をしていて、梁《はり》のようなもの（コラーゲン架橋《かきょう》）でお互いをつなぎとめ、高層ビルの鉄骨のような役割を果たしています。

コラーゲン線維同士を結びつけている梁がよい状態なら、コラーゲンは秩序正しくしっかりとつなぎとめられ、弾力性に富《と》んだしなやかな骨になります。

ところが、悪い梁になってしまうと、コラーゲン線維を無秩序につなぎとめるため、硬

骨は鉄筋コンクリートに例えられる

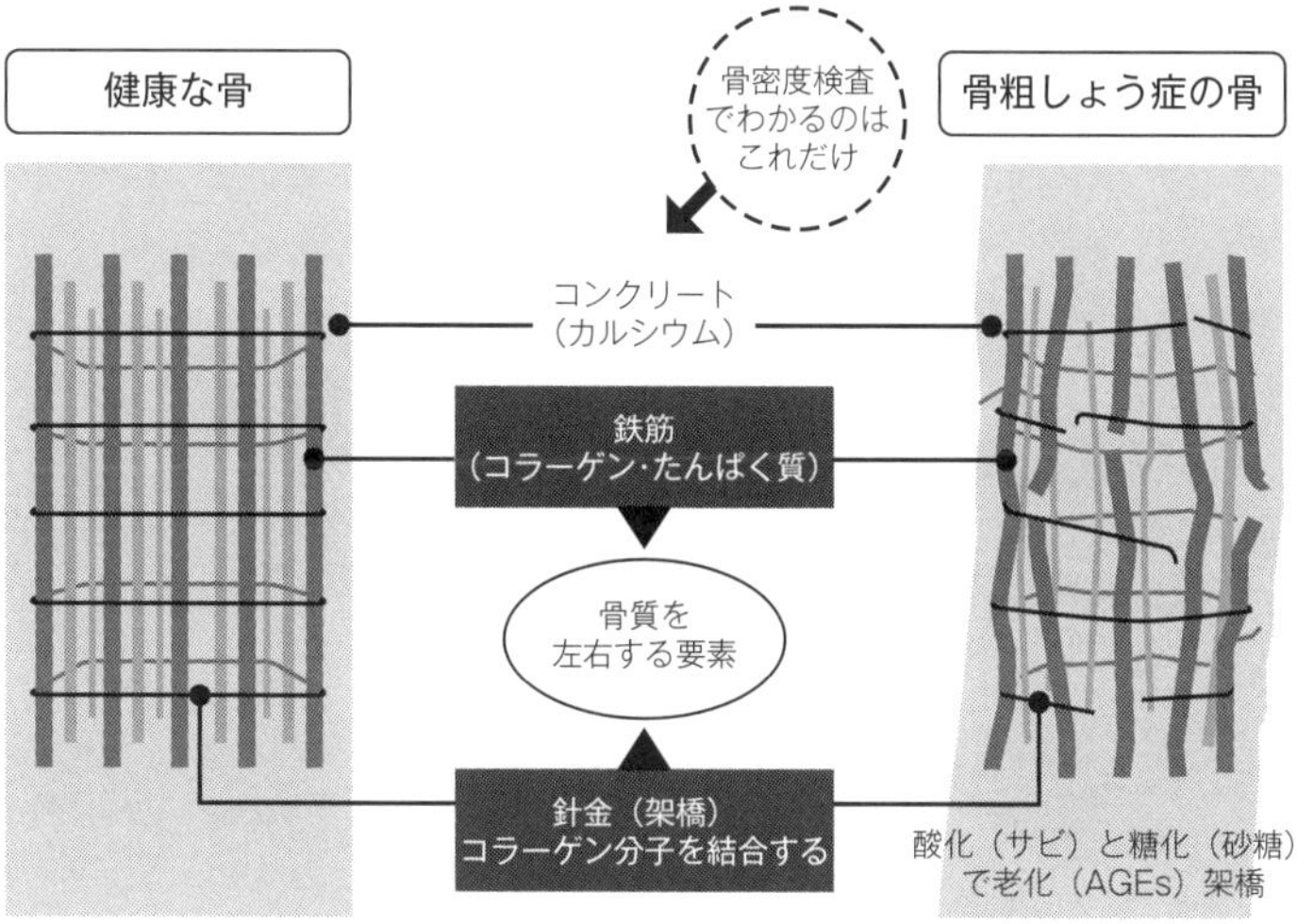

骨づくりにはカルシウムばかりでなく、タンパク質も重要で
骨の質を保つためには酸化と糖化の防止も重要です

いだけで弾力のない骨になり、ちょっと衝撃を受けてもしなることができず折れやすくなってしまいます。

悪い梁の多い人の血液を調べると、ある特徴があります。ペントシジンと呼ばれるアミノ酸の血中濃度が高いのです。つまり、ペントシジンが悪い梁を増やす犯人なのです。

このペントシジンの増加を抑えて、悪い梁を減らし、よい梁を増やす働きがあるのが、ビタミンB_6、ビタミンB_{12}、葉酸の三つのビタミンです。なかでも重要なのはビタミンB_6。骨折しやすい人の体内ではビタミンB_6が少なく、逆に骨折しにくい人の体内ではビタミンB_6の多いことがわ

ビタミンB関連栄養素の摂取が骨を強くする

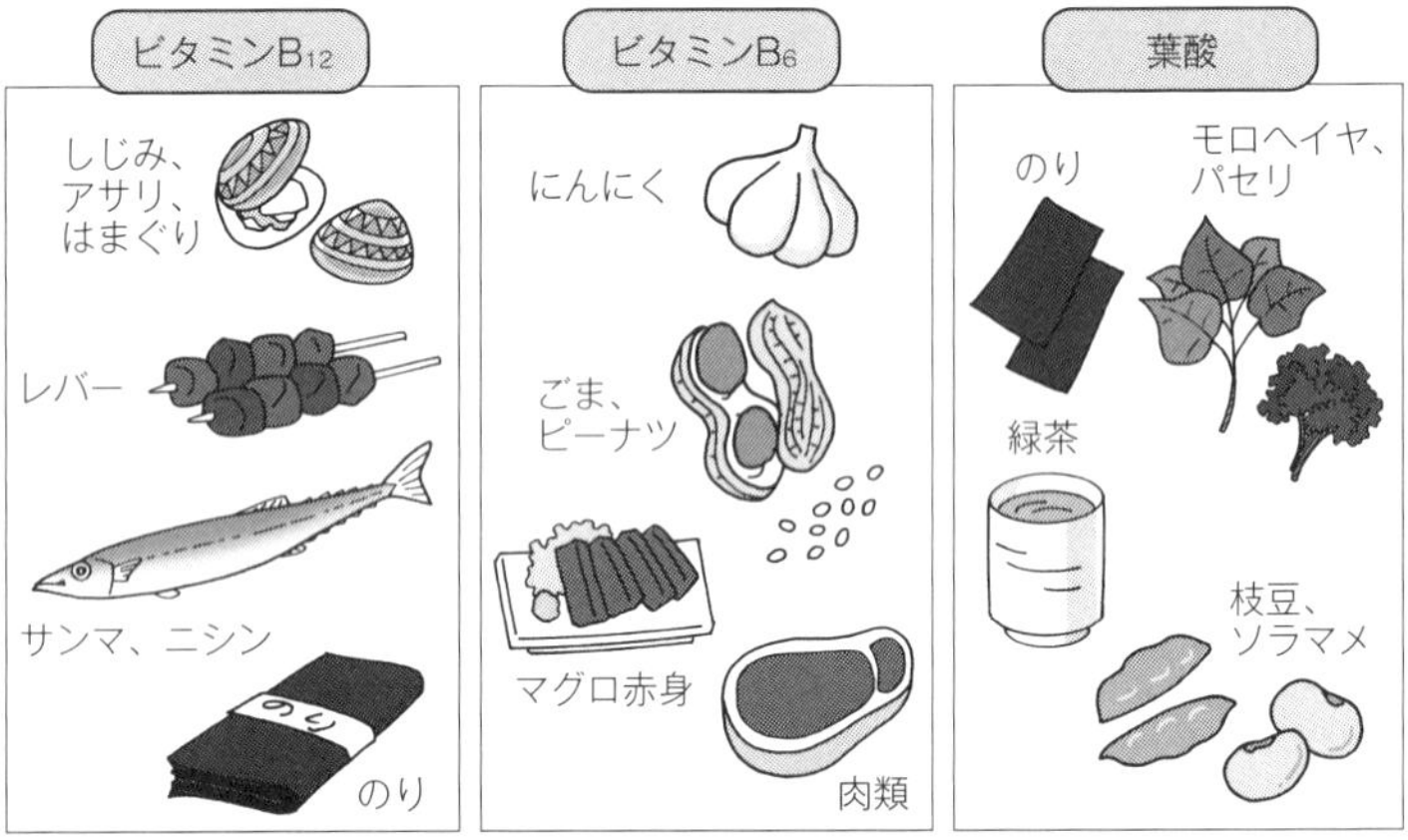

ビタミンB_{12}やビタミンB_6、葉酸を摂取することで、
コラーゲンの中の悪玉架橋を減らし、善玉架橋を増やしましょう

かっています。

ところが、ビタミンB_6は食べものからとりにくいビタミンといわれます。ビタミンB_{12}と葉酸は、かろうじて1日に必要な摂取量をクリアしているものの、実は、ビタミンB_6・ビタミンB_{12}・葉酸は共同して働くので、ビタミンB_6が不足するとビタミンB_{12}と葉酸も力を発揮できません。

摂取しにくいビタミンB_6をどうやってとるかが、質のよいしなやかな骨をつくる決め手といえます。

ビタミンB_6は、マグロやカツオ、サケなど赤身の魚や、鶏肉、にんにくなどに多く含まれています。また、三つのビタミンを一緒に摂取できる食べものとして、肉類のレバー

ビタミンB_6の豊富な食品 ——1食あたりのビタミンB_6含有量

食品	含有量	食品	含有量
マグロ赤身1切れ80g	1.44mg	鶏ササミ 80g	0.46mg
バナナ 大1本200g	0.76mg	ニシン 2分1尾	0.42mh
カツオ 一切れ80g	0.61mg	サバ1切れ80g	0.41mg
サンマ 1尾	0.54mg	アジ 1尾	0.40mg
牛レバー 50g	0.54mg	マイワシ 1尾	0.27mg

ビタミンB_{12}の豊富な食品 ——1食あたりのビタミンB_{12}含有量

食品	含有量	食品	含有量
ホッケ 1尾	26.8μg	鶏レバー 40g	17.8μg
牛レバー 40g	21.1μg	アサリ 10個	16.8μg
サンマ 1尾	18.6μg	スルメ 1枚110g	13.5μg
ニシン1尾	19.1μg	たらこ 1腹	10.9μg

葉酸の豊富な食品 ——1食あたりの葉酸含有量

食品	含有量	食品	含有量
鶏レバー 40g	520μg	ブロッコリー（茹で）2分の1個	99μg
牛レバー 40g	400μg	イチゴ 5個	70μg
ホウレンソウ ½把100g	110μg	糸引き納豆 1パック50g	60μg
メキャベツ（茹で）5個50g	110μg	小松菜（茹で）1把44g	34μg
アスパラガス（茹で）3本60g	102μg	枝豆（茹で）10サヤ25g	31μg

があります。
毎日の献立を工夫して、三つのビタミンをバランスよくとり、骨のしなやかさを守って、骨折とは無縁の活動的な生活を送りましょう。

ファーストフードや加工食品など、リンや食塩の多いものは控えめに

骨の健康のために、積極的に摂取したい栄養素と、逆に、なるべく避けたい成分とがあります。たとえば、カルシウムの体内への吸収を損《そこ》ねたり、体外への排出《はいしゅつ》を促《うなが》したりするものです。代表的なものとしては、リンや食塩（ナトリウム）、お酒、コーヒー、タバコなどがあります。

リンはカルシウムと結合してリン酸カルシウム（ハイドロキシアパタイト）となり、骨をつくる重要な成分の一つとして働きます。しかし、必要量を超えた過剰なリンは、小腸でのカルシウムの吸収を阻害《そがい》します。また、過剰なリンは便とともに排泄されますが、その際、カルシウムを道連れにするため、カルシウム不足に拍車《はくしゃ》をかけることになります。

カルシウムは1日に約２００㎎もの量が尿や汗、便などとともに体外へ排泄されます。過

剰なリンはこれを促進させてしまうのです。

リンはポテトチップスなどのスナック菓子をはじめ、ハンバーグやホットドッグなどのファーストフード、インスタント食品、加工食品などの保存料や酸味料として幅広く利用されています。そのため、多くの人が気づかないうちにリンを過剰に摂取しています。こうした食品はなるべく避け、手作りの料理を楽しむことが、カルシウム不足を招かないコツです。

過剰な塩分（ナトリウム）の摂取が、高血圧や動脈硬化、心筋梗塞《こうそく》などを招くことはよく知られていますが、ナトリウムの害はそれだけではありません。尿中へのカルシウムの排出を促し、体内のカルシウムを不足させてしまいます。

世界保健機関（ＷＨＯ）は健康維持のため、１日の食塩摂取量を５ｇに抑えるように提唱しています。しかし、日本人の食塩摂取量は男女とも1日９・４〜11・１ｇに達し（厚生労働省 平成25年国民健康・栄養調査）、ＷＨＯが提唱する摂取量の約2倍にのぼります。

普段からこれだけ多量の食塩をとっていれば、体外へ排出されるカルシウムも大変な量になります。日本の塩分過剰の食スタイルは、改善が切実に求められています。また、食塩はリンと同様にファーストフードや加工食品などに比較的多く含まれています。

ファーストフードや加工食品はなるべく控《ひか》えるよう心がけてください。

Column

骨密度を高めて骨を若返らせるMBP

MBPは牛乳や母乳などに、ごくわずかに含まれているタンパク質の複合体です。ミルクベーシックプロテイン（乳塩基性タンパク質）が正式名称で、これを略して「MBP」と呼んでいます。

骨は新陳代謝《しんちんたいしゃ》を繰り返し、少しずつ古い骨が新しい骨に生まれ変わっています。破骨細《はこつ》胞が骨を溶かし、溶かしたところを骨芽《こつが》細胞が新たな骨をつくり埋めているのです。しかし、破骨細胞が暴走すると骨芽細胞の骨形成が追いつかず、骨からカルシウムが溶け出します。そしてスカスカで脆《もろ》い、骨折しやすい骨粗しょう症特有の骨に変質させてしまいます。

MBPはこの破骨細胞の暴走を抑える一方、骨をつくる骨芽細胞の数を増やして新たな骨づくりをサポートします。1日40㎎のMBPを摂りつづけたところ、3ヵ月で骨の新陳代謝＝骨代謝が改善し、6ヵ月で骨密度が上がったことが確認されています。ちなみに1日40㎎のMBPは、牛乳4本分（800㏄）にあたります。

牛乳をはじめとする乳製品は、骨の主成分であるカルシウムやタンパク質が豊富です。ただし、乳製品が骨の健康維持をはじめ、骨密度の減少や骨粗しょう症の予防に役立つといわれる理由は、それだけではありません。乳製品のなかのごく微量のＭＢＰが骨代謝を改善し、骨密度を上げるので役立つと高く評価されているのです。

現在、手軽に飲めるＭＢＰサプリメントが各社から発売されています。なかでも「毎日骨ケアＭＢＰ」はかつての厚生省から「骨密度を高める効果のあるＭＢＰ（乳塩基性タンパク質）を含んでおり、本品は骨の健康が気になる方に適した飲料です。」との表示がはじめて許可された特定保健用食品です。現在、消費者庁が設置され、消費者庁の許可を受けています。

骨粗しょう症の予防や治療に、次に挙げるようなＭＢＰサプリメントを活用するのもよいかもしれません。

「毎日骨ケアＭＢＰ」（雪印メグミルク㈱、１本／日　１７８・５円）

Column

骨の健康を含めたトータルヘルスケアにエクオール

日本人と米国人の乳がんや心臓病の死亡率は何倍も米国の方が多く、これは大豆あるいは大豆イソフラボンの摂取習慣の差ではないかと考えられています。この効果は、大豆の胚芽に多く含まれている女性ホルモンのような作用を持つ植物性ダイゼインから腸内細菌によって作られた「エクオール」という物質によるものとされています。

わが国のデータから閉経後女性がエクオール10㎎を12週間摂取すると、更年期症状であるほてりの回数が60％減少し、首こりや肩こりへの有効性も認められています。さらに閉経後女性がエクオール30㎎を12週間摂取すると、目尻のシワの面積や深さが縮小し、シワに対する有効性が示されました。加えて、閉経後肥満・体重過多女性に対するエクオール10㎎、12週間摂取では、糖代謝指標や悪玉コレステロール指標、動脈硬化の程度の改善が示されています。

一方、骨に対する効果として、骨密度が最も低下する閉経後5年未満の女性に対して、エクオール10㎎を12ヵ月摂取した研究が行われています。その結果、骨吸収能（骨を壊す能力）の指標である尿中デオキシピリジノリンが20％低下しました。エクオールを摂取していないと全身の骨密度は1・9％低下したのに対し、エクオールを摂取すると骨の破壊が抑えられて、1・1％の低下に留まりました。これらの結果から、エクオール含有乳酸菌発酵食品（大塚製薬㈱のサプリメント：エクエル®など）は閉経後の骨吸収能と骨密度減少の改善効果があると実証されました。

以上の効果から、エクオールを勧めたい女性として、更年期症状があり、ホルモン剤や漢方薬に抵抗のある女性が挙げられます。また骨の健康や肌のシワ、メタボ対策などアンチエイジングに関心の高い女性にも推奨《すいしょう》できるのではないかと思います。

エクオールは国内外の複数の学会において、更年期症状の治療に使用されているホルモン剤や漢方薬の代替療法として推奨されています。さらに、アンチエイジングやトータルヘルスケアサポートのために、エクオールを摂取するのもよいかもしれません。

「エクエル®」（大塚製薬㈱、10㎎（4錠）／日、154・3円）

第7章

身体を動かせば、骨は若くなる

筋肉のように骨も鍛えれば強くなる

私たちの身体はとても合理的にできています。少しでも使うところは強く丈夫になる一方、あまり使わないところは次第に衰《おとろ》え、弱く脆《もろ》くなっていきます。

典型的なのが筋肉です。身体を動かせば動かすほど、あるいは重いものを持てば持つほど、筋肉は鍛《きた》えられ、強靱《きょうじん》になります。しかし、身体をほとんど動かさず、重いものを持つ機会も滅多にないような生活を送っていると、筋肉はやせ細り、萎縮《いしゅく》してしまいます。このような筋量、筋力の減少をサルコペニアといい、加齢のほか、日常活動量、栄養状態、炎症性疾患、糖尿病などが関連するといわれています。

骨も筋肉と同じです。運動で骨に負荷をかければかけるほど鍛えられ、丈夫で強い骨になります。逆に、骨に負荷のかからない生活を送っていると、弱くて脆い骨に変質してしまいます。たとえ食事に気をつけて骨に必要な栄養素をしっかりとっていても、運動不足では丈夫な骨をつくることはできません。

骨粗しょう症の治療や予防のためには、日頃から運動をして骨に負荷をかけ、太くて丈夫な強い骨につくり替えていくことが大切なのです。

「でも、筋トレで筋肉は鍛えられるけど、骨って鍛えられるものなの？」

このような疑問の声が聞こえてきそうですね。

どんなに歳を重ねていて、筋トレに励《はげ》めばそれなりに筋力アップがはかれるというのは、みなさんご存知だと思います。骨も同じです。10代、20代の骨の成長期はもちろん、60代、80代になっても、骨トレに励むことで、骨は鍛えられ、丈夫で強くなるのです。

いくつになっても骨は鍛えれば鍛えるほど強くなる――これは紛れもない事実です。

また、筋肉を鍛えれば、骨も丈夫になります。

もともと、骨の周りに筋肉があるので、両者は距離的に近く接していますが、筋肉が局所因子（サイトカイン）を介して、骨にシグナルを送っていることが報告されており、それを筋骨連関といいます。エドワードらの論文では、骨の指標は、筋肉量や筋力と相関するので、筋肉と骨との関連が示されています。

骨を丈夫にするには運動が欠かせない

骨は生涯にわたり溶かしてはつくり、つくっては溶かすという新陳代謝《しんちんたいしゃ》を繰り返していきます。新陳代謝を繰り返しながら、骨はそのときどきの状況に応じて、その姿かたちや骨格、さらには骨量や骨質、骨強度まで微妙に変えていくデリケートな組織です。

たとえば、**骨に大きな力がかかれば、その大きな力に耐えられるように、骨は自らを太く丈夫で強い骨へとつくり替えていきます。**逆に、骨にかかる力が小さければ、やせて細い骨でも耐えられるため、骨はそのように自らを変えていくのです。

骨のこの性質を、ドイツの解剖学者ジュリアス・ウォルフの名をとって「ウォルフの法則」と呼びます。

ウォルフの法則を証明するわかりやすい例が、宇宙飛行士です。骨にまったく力（負荷）が加わらない無重力の宇宙空間で1カ月過ごすと、宇宙飛行士の骨量は約1・5％減少します。宇宙ステーションに6カ月間滞在すると、約10％もの骨量が減少し、スカスカで脆い骨になってしまいます。

また、中学・高校の成長期に、バスケットボールや陸上競技など骨にしっかり重力がかかり衝撃の加わるハイインパクトな運動経験のある人ほど骨密度の高いこともわかっています。

ウォルフの法則にのっとり、運動などの骨トレを行えば、いくつになっても骨を鍛えて、丈夫で強いものにつくり替えることが可能なのです。

運動で骨が丈夫になるメカニズム

それでは、運動で骨に負荷をかけると、どのような仕組みで骨が強く丈夫になっていくのでしょうか。その理由は、次の二つのことが明らかになっています。

一つは、運動によって骨に負荷がかかると、骨をつくる骨芽《こつが》細胞が活発に働き出し、骨質の改善と骨量の増加がはかられ、骨をより丈夫で強いものにつくり替えるということです。

もう少し詳しくご説明しましょう。前の項目でも述べましたが、骨に運動による負荷が加わわって揺れると、骨の司令塔である骨《こつ》細胞が活性化し、ただちに骨芽細胞を活性化させるタンパクを質を放出します。すると、このタンパク質を受けとった骨芽細胞はフル稼動をはじめ、骨を丈夫で強いものにつくり替えていくのです。

骨粗しょう症予備群の人や、すでに骨粗しょう症を発症している人は、骨量の減少などから骨そのものが脆く弱いものになっています。ごくわずかな力を加えただけでも、骨には大きな衝撃となって伝わります。ですから、ちょっとした軽い運動でいいのです。激しい運動をたまにするより、骨芽細胞が働き続けるよう、軽くても骨に負荷のかかる骨トレをコンスタントに続けることが大事です。たとえば、ごく軽いウォーキングでも毎日続けることで、骨はより丈夫で強くなっていきます。

さて、運動によって骨が強くなるメカニズムの二つ目は、運動で骨に負荷がかかることによって、骨の主成分であるカルシウムの骨への沈着が促《うなが》され、骨の石灰化が進むことです。

運動で骨に力を加えると、骨にマイナスの電気が発生します。するとプラスの性質を持つカルシウムが引き寄せられ、骨の主成分の残り半分を占めるコラーゲンに沈着して、骨を丈夫で強いものにつくり替えていくのです。

全身の骨のなかでも、大きな力や衝撃が加わるところほど、より強いマイナスの電気が発生します。すると、カルシウムも強いマイナスの電気により多く引き寄せられ、大量のカルシウムがコラーゲンに沈着して、びっしりと詰まった骨になります。

これとは反対に、骨のなかでも力の加わらなくなったところは、わずかなマイナスの電気も発生しません。骨は古くなると破骨細胞によって古い骨が削られ、中のカルシウムが引き出されるため、負荷のかからない骨はカルシウムが溶け出ていく一方となって、どんどん弱くて脆い骨へと変質してしまいます。

このように、運動には骨を強く丈夫にする働きがあります。

成長期に運動して骨密度を高め、「骨貯金」をしておくことはもちろん大切ですが、骨が減り始める年代になっても、運動して骨量を少しでも増やすことはとても大切です。むしろ、骨が減りはじめたり、減ってきたときこそ、運動して骨量の減少を食い止めることが重要です。

骨トレに効く運動、効かない運動

骨を強く丈夫にするには、運動が不可欠なこと。また、いくつになっても、骨は鍛えられることは、十分ご理解いただけたと思います。
それでは、具体的にどのような運動が骨力アップに有効なのでしょうか。
実は、運動ならなんでもいいという訳ではないのです。気をつけたいのは、骨を鍛える運動は、筋肉を鍛える運動とは異なるということです。

繰り返しになりますが、運動によって骨芽細胞を活発にしたり、カルシウムの骨への沈着を促進したりするには、骨に重力や衝撃が加わること、つまり適度な負荷がかかることが必須条件です。

ですから、たとえば、浮力が働いて重力が軽減してしまう水泳では、骨への負荷がかからないため、骨トレの効果を望めません。水泳は筋肉を鍛えたり、心肺機能を高めたりするにはとても有効ですから、水泳をしている人は、かかとに負荷のかかる水中ウォーキングをあわせて行うことをおすすめします。

体力のある人におすすめの簡単な骨トレ法

20代、30代の若い人はもちろん、60代までの体力や足もとに自信のある元気な方の簡単な骨トレ法として、私が一番おすすめするのは「**かかと落とし**」と「**ミニジャンプ**」の二つです。

いずれも、骨に機械的な負荷が加わり、骨形成を促進して強い丈夫な骨をつくるのに効果があります。

かかと落としは、キッチンで料理をしながらでもできるので、こまめに行えます。ミニジャンプは、体重の何倍もの負荷が骨に加わるので、高い効果を期待できます。

どちらの運動も何回かに分けて行ってかまいません。一度にたくさんやるより、気長に続けることが肝心です。

ところで、骨に重力や衝撃を与えると、骨《こつ》細胞が活性化します。前の項目でもご説明したように、骨細胞には、全身の臓器を活性化させる働きがあります。**骨トレで骨細胞を活性化させることは、骨の老化を防いで若返らせるだけでなく、全身の若返りにもつながります。**

「いつまでも元気で美しくいる」ためにも、ぜひ骨トレを毎日の習慣にしてください。

かかと落とし

①両足をそろえてまっすぐ立ち、かかとを上げてつま先立ちになる。不安定な場合は、両足を少し開いたり、椅子の背などにつかまって行うとよい

②かかとを一気にストンと落とす。このとき、少し頭に響くくらいが、骨に適度な衝撃が加わってよい

③①～②を2秒に1回のペースで60回繰り返す

ミニジャンプ

①10㎝くらいの高さの台に、つま先が少し台からはみ出るようにして立つ

②そこから軽くジャンプをして、床に下りる

③①～②を1セットにして、1日に50回を目安に行う

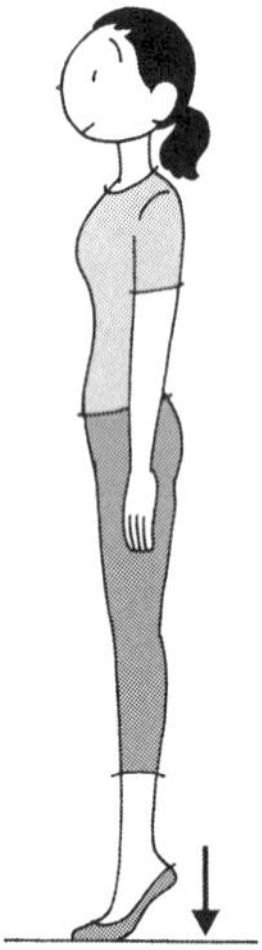

かかと落とし
まずかかとを上げて、つま先立ちになり、そしてかかとをストンと落とします。

体力に自信のない人におすすめの骨トレ法

「体力に自信がない」
「足もとがおぼつかなくて転ぶのがこわい」
このような不安のある方には、階段を利用した「一段昇降運動」や「片足立ちのフラミンゴ体操」をおすすめします。

階段を利用する一段昇降運動なら、身体のバランスを崩しそうなときに、壁や階段の手すりなどにつかまることができるので、安心して行うことができます。

片足立ちのフラミンゴ体操は、とりわけ足の付け根の大腿骨《だいたいこつ》近位部のトレーニングに効果があります。大腿骨の骨密度が上がるだけでなく、周辺の筋力やバランス感覚も養われるので、転倒防止に非常に有効です。

いずれの体操も、足腰に痛みのあるようなときには行わないこと。体力に自信のない方は、無理はせず、できる範囲で行ってください。

一段昇降運動

①　階段の一段目の前に、両足をそろえてまっすぐ立つ。このとき、足もとがグラグラして不安定な場合は、壁や手すりなどに手を添える

②　片足ずつゆっくりと階段を一段上がり、両足をそろえてまっすぐ立つ

③　前を向いたままの姿勢で、今度は片足ずつ下の段にかかとから下ろす

④　①〜③の一連の動きを、反対の足から同じように行う

⑤　①〜④を1セットにして1日に50回を目安に行う

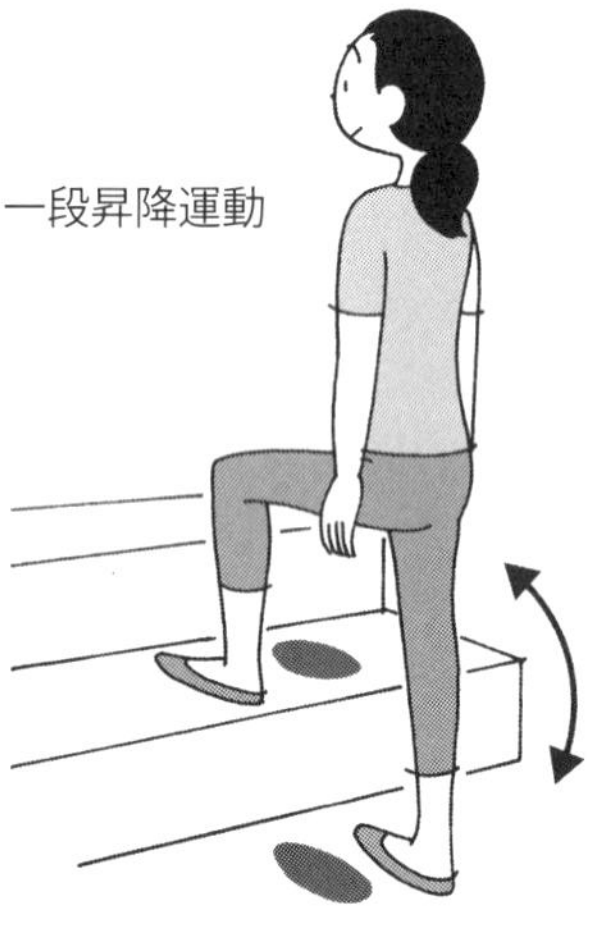

片足立ちのフラミンゴ体操

①　テーブルや壁に手をかけ、両足をそろえてまっすぐ立つ

②　①の姿勢をキープしたまま、片方の足を床から5〜10㎝くらい上げ、もう片方の足に

全体重をかけるようにしてバランスを保つ

③　②の状態のまま1分間静止する

④　①〜③の一連の動きを、今度は反対の足で行う

⑤　1日に左右の足をそれぞれ5〜6回ずつ行う

ウォーキングは、誰もが気軽にできる骨トレの代表選手

「年齢も体力も関係なく、誰もが気軽にできる骨トレってないの？」

そのような声が聞こえてきそうですね。

誰もが自分のペースで取り組めて、効果の高い骨トレといえば、ズバリ「ウォーキング」です。ウォーキングは骨力アップのための代表的な運動の一つです。

ウォーキングは足を前へ踏み出すたびに、全身の体重が負荷として骨にかかります。そのたびに骨を刺激し、骨芽細胞による骨形成をプッシュアップします。骨密度の減少を食い止めるのはもちろん、骨密度を高めて骨粗しょう症の予防や治療にも効果を発揮します。

また、脚力のほかにバランス能力も鍛えられるので、転倒や骨折の予防にも役立ちます。

足の付け根（大腿骨近位部）の骨折の80％は転倒がきっかけで起こります。足腰が弱り、ちょっとバランスを崩すとそのまま転んで、足の付け根を折ってしまうのです。ウォーキングは、この足の付け根の骨折を予防する効果が認められています。**歩行能力が高い人ほど転倒しにくいから**です。

さらに、戸外を歩くことで日光浴にもなります。適度に日差しを浴びることで、カルシウムの吸収や沈着を促すビタミンDが皮膚で合成されるので、ますます骨密度アップを期待できます。

ウォーキングを10分間すると約１０００歩になります。**１日に10分でも15分でもいいので、とにかくまず歩きはじめてください。**歩くのに慣れてきたら、少しずつ歩く距離を延

ウォーキングの正しい姿勢

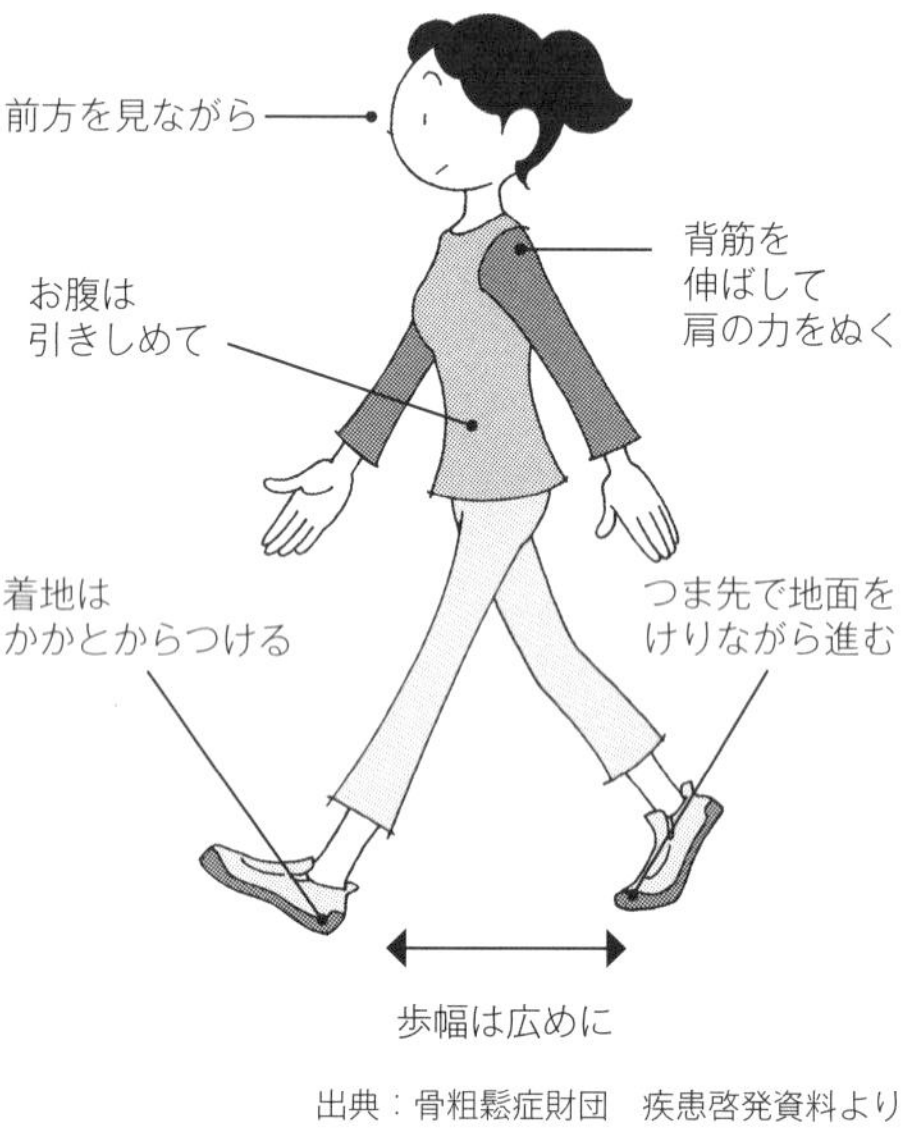
前方を見ながら
背筋を
伸ばして
肩の力をぬく
お腹は
引きしめて
着地は
かかとからつける
つま先で地面を
けりながら進む
歩幅は広めに

出典：骨粗鬆症財団　疾患啓発資料より

ばし、速度を速めていきましょう。ちょっと汗ばむくらいの速さで、1回30分ぐらい歩くのが理想です。

健康のために、女性は毎日8300歩以上、男性は毎日9200歩以上歩くとよいといわれています。1日1回30分のウォーキングを習慣化できれば、らくに目標値をクリアできると思います。

ウォーキングの効果は、これだけではありません。

ウォーキングは全身運動になるので、血液循環がよくなって脂肪燃焼や筋力アップの効果もあり、全身の引き締めやシェイプアップにもなります。また、景色を見たり、新鮮な空気に触れたり、季節の移り変わりを肌で感じることで、心身がリフレッシュし、ストレス解消効果もあります。

週に5回を目安に、楽しみながら歩いて、骨トレに励んでください。

楽しく安全にウォーキングで骨トレするための四つのポイント

1日30分、無理なく安全に歩いて、楽しく骨トレするためのポイントをご紹介します。

ストレッチ

歩く前にストレッチをしましょう。

ストレッチをして筋肉や腱《けん》をよくほぐしておくと、関節がしなやかに動き、動作がスムーズになってバランス能力が向上するので、転倒予防になります。また、筋肉にも余計な負担がかからず、疲れにくくなります。

時間がないというときも、アキレス腱、腰、肩、ふくらはぎ、太ももの前のストレッチは必ずするよう心がけてください。

自分の足に合った靴をはく

あたり前のようですが、実は、多くの人がデザイン性などを優先して、きちんとサイズの合っていない靴を選んでいます。

ですが、きつ過ぎる靴や、ぶかぶかの靴をはいていると、ウォーキングの途中で足が痛くなったり、靴ズレができたりと、足のトラブルを招く原因となります。場合によっては、靴が脱げて転倒してしまうことも。これでは、逆効果です。

ふくらはぎのストレッチ

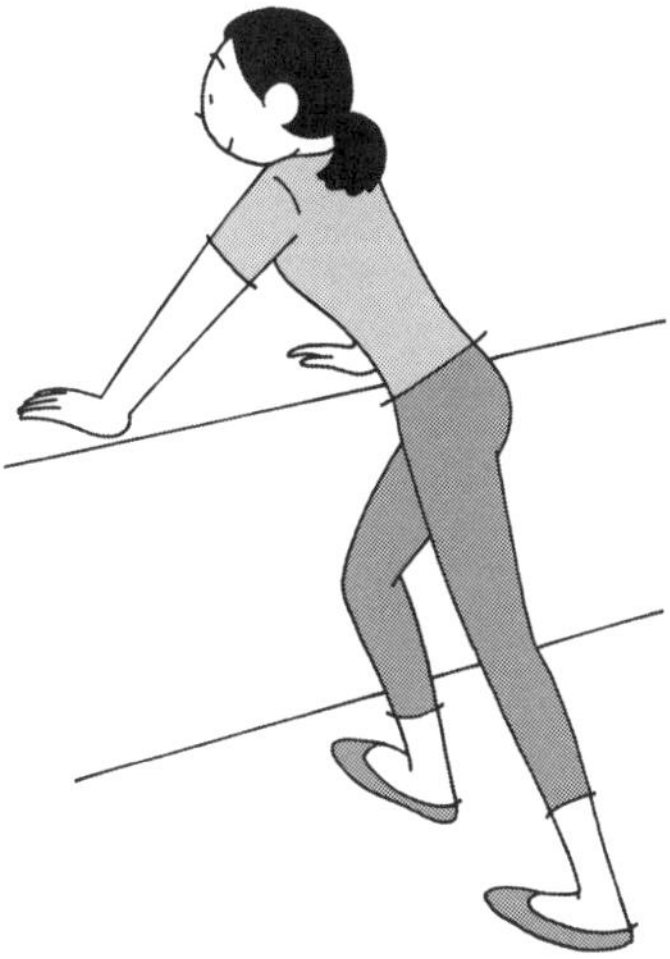

壁や机で身体を支え、ふくらはぎの筋肉を約20秒伸ばす。続けて少し強い伸展を20秒行う。必ずかかとを床につけて行う。
左右1回ずつ

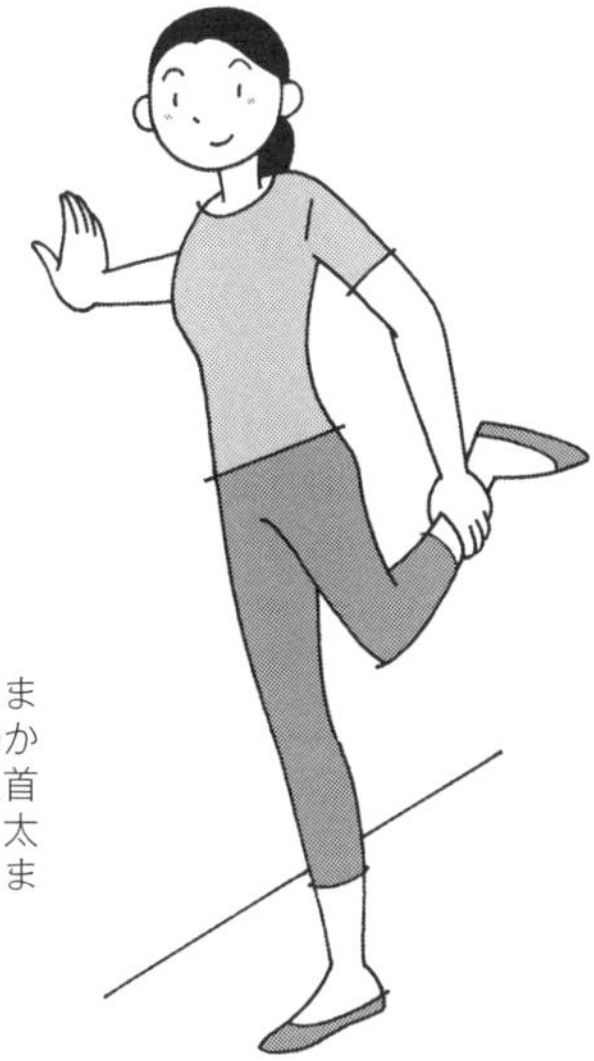

バランスがとれる人はそのまま、慣れない人は壁などにつかまって、片足立ちとなり、足首を片手でつかんで引き寄せ、太ももの前を伸ばす。そのまま10～20秒間保持する。
これを左右1回ずつ

骨トレのためにウォーキングをする人は、これを機に、ぜひ靴選びを見直してみてください。ウォーキング専用の靴もたくさん出回っていますから、お店の人ともよく相談して、自分の足にピタリと合う靴を手に入れましょう。

足もとが軽快になれば、気持ちも軽快になり、ますますウォーキングが楽しくなるでしょう。

水分補給

暑い季節はもちろんですが、あまり汗をかかないような季節でも、ウォーキングをするときは何か飲み物を持って行きましょう。汗で失われる水分と電解質とを補給するには、普通の水よりスポーツドリンクがおすすめです。

ウォーキングのときは、転倒など万が一を考えて両手はあけておきたいもの。ペットボトルは直接手に持たず、ペットボトルホルダーや水筒を利用して首からかけておくといいでしょう。帽子やタオルなどを持参する人は、小さなウエストポーチやリュックサックを利用するのも一つの方法です。

水分補給のポイントは、「のどが渇《かわ》いた」と感じる前に飲むこと。熱中症や脱水症状を防ぐためにも、水分補給をこまめにすることを心がけてください。

無理はしない

1日10分程度からはじめて、体力に合わせて少しずつ時間を増やしていきましょう。週5回、1回30分程度が目安ですが、体調の悪いときは無理をせず休むこと。また、ひざや腰に痛みのある人は、医師の指導を受けてください。

ヨガや太極拳は、高齢の方にも安心な骨トレ法

誰でも無理なく取り組めて、骨を丈夫にする効果のある運動として、ウォーキングと同じくらいおすすめなのがヨガと太極拳です。

いずれも骨と骨、筋肉と筋肉がゆっくりと押しあいながら骨に負荷をかけ、骨を強く丈夫なものにします。

ヨガを毎日か1日おきに10年間続けている平均年齢68歳の高齢者227人（うち女性は202人）の骨密度を調べたところ、背骨や大腿骨の骨密度の上昇が確認できた、との研

前かがみスクワット

ひざが衰えている場合は、ひざ頭を手で押さえながら立ち上がると、楽に運動を行うことができる。脚に自信がついてきたら、手のひらで押す補助をやめる。

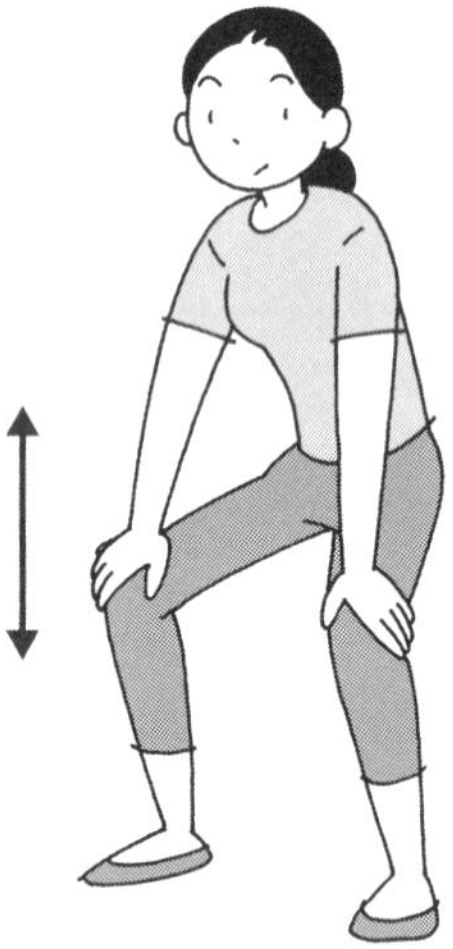

究報告も米国コロンビア大学から発表されています。

「ウォーキングは苦手」

「もっと体を動かしたい」

このような方は、ヨガや太極拳に挑戦してみてください。ゆっくりした動きで、腰やひざを痛める心配もないので、高齢の方にも適しています。

また、足上げトレーニングやスクワットなどの運動も、ウォーキングと同様の効果を期待できます。どちらの運動も、足腰の筋肉を鍛える効果をあわせ持っているので、転倒予防に非常に役立ちます。

前かがみスクワット

①　足幅を肩幅より広めにして立ち、上体を前かがみにして、手のひらをひざ頭に置いて、ハーフ・スクワット（ひざを半分程度まで曲げる）を行う

テンポは1～2秒間に1回の割合でリズミカルに

②　15～20回を1セットとし、2～3セット行う

背筋を鍛える運動

すでに骨粗しょう症予備群や骨粗しょう症と診断されて、背骨の骨折（脊《せき》椎《つい》椎《つい》体《たい》圧迫骨折）の可能性のある人は、背筋を伸ばしたり背筋を鍛える運動をあわせて行うことをおすすめします。

脊椎を支えている背中の筋肉は、胸や背中、腰を伸ばすときに収縮します。背筋を鍛えるときに、骨にも負荷がかかるので、椎体の骨密度が上がって骨折の予防に役立ちます。つまり、背筋に関しては、筋トレがそのまま骨トレにもなります。

実際、背筋の筋トレによって、脊椎の骨量減少や椎体圧迫骨折を予防できたという報告も発表されています。

背筋を伸ばす運動

①イスに腰をかけ、頭の後ろで両手を組む
②ゆっくり息を吸いながら、両肘《ひじ》をできるだけ後ろのほうに引いて胸を開く
③そのままの状態で、息をゆっくり吐いて吸う
④③を5回繰り返したら、ゆっくり息を吐きながら両肘を元の位置に戻す
⑤①～④の一連の動きを1セットにして、5回繰り返す

背筋運動

①うつ伏せに寝て、両腕を身体側に沿わせてまっすぐ伸ばす
②上体を起こしながら、ゆっくり上方から後方へ反《そ》らす無理はしないで、できる範囲で行う

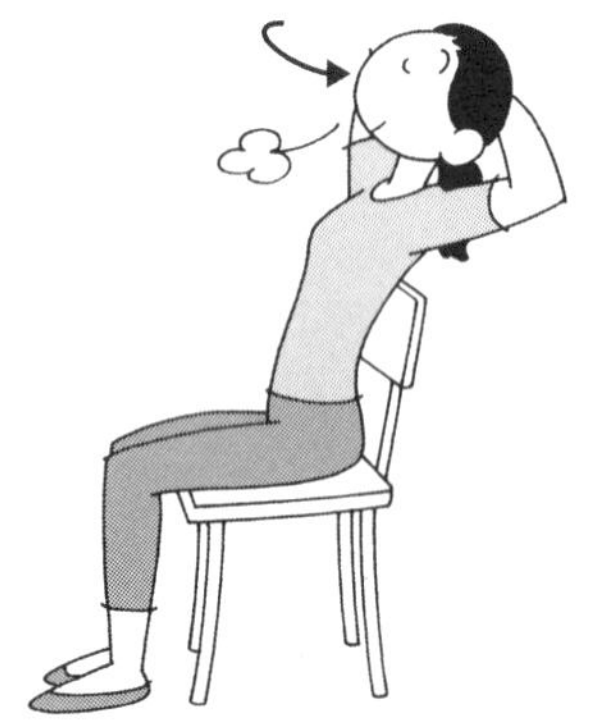
背筋を伸ばす運動

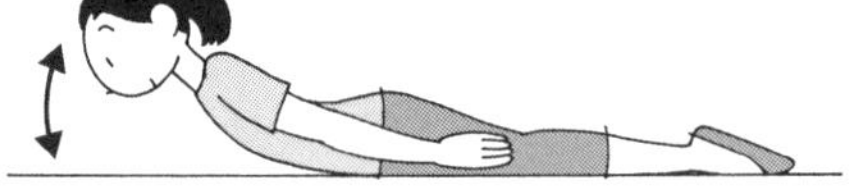
背筋運動

③　ゆっくり上体を元の位置に戻す
④　①～③を１セットにして10回、１日二度行う

いつもの動きをちょっと大きくするだけで骨トレになる

実は、普段の生活のなかにも、骨力アップにつながる活動がたくさんあります。

実際、日頃から活発に動くことによって大腿骨の骨折を予防できた、という報告も発表されています。

次ページの「生活活動のメッツ表」を見てください。

たとえば、家財道具の片付け、立ったまま子どもの世話をすることは、ふつうの歩行と同じくらいの運動強度（メッツ３・０）に匹敵することがわかります。床を磨いたり、お風呂を掃除したり、子どもと遊んだりすることは、ちょっとした早歩きと同様の運動強度（メッツ３・５）になり、階段をゆっくり上がったり、高齢者などの介護をすると、自転車に乗るのと同じ運動強度（メッツ４・０）になります。

生活活動のメッツ表

メッツ	3メッツ以上の生活活動の例
3.0	普通歩行（平地、67m/分、犬を連れて）、電動アシスト付き自転車に乗る、家財道具の片付け、子どもの世話（立位）、台所の手伝い、大工仕事、梱包、ギター演奏（立位）
3.3	カーペット掃き、フロア掃き、掃除機、電気関係の仕事：配線工事、身体の動きを伴うスポーツ観戦
3.5	歩行（平地、75～85m/分、ほどほどの速さ、散歩など）、楽に自転車に乗る（8.9km/時）、階段を下りる、軽い荷物運び、車の荷物の積み下ろし、荷づくり、モップがけ、床磨き、風呂掃除、庭の草むしり、子どもと遊ぶ（歩く/走る、中強度）、車椅子を押す、釣り（全般）、スクーター（原付）・オートバイの運転
4.0	自転車に乗る（≒16km/時未満、通勤）、階段を上る（ゆっくり）、動物と遊ぶ（歩く/走る、中強度）、高齢者や障がい者の介護（身支度、風呂、ベッドの乗り降り）、屋根の雪下ろし
4.3	やや速歩（平地、やや速めに＝93m/分）、苗木の植栽、農作業（家畜に餌を与える）
4.5	耕作、家の修繕
5.0	かなり速歩（平地、速く＝107m/分）、動物と遊ぶ（歩く/走る、活発に）
5.5	シャベルで土や泥をすくう
5.8	子どもと遊ぶ（歩く/走る、活発に）、家具・家財道具の移動・運搬
6.0	スコップで雪かきをする
7.8	農作業（干し草をまとめる、納屋の掃除）
8.0	運搬（重い荷物）
8.3	荷物を上の階へ運ぶ
8.8	階段を上る（速く）

メッツ	3メッツ未満の生活活動の例
1.8	立位（会話、電話、読書）、皿洗い
2.0	ゆっくりした歩行（平地、非常に遅い＝53m/分未満、散歩または家の中）、料理や食材の準備（立位、座位）、洗濯、子どもを抱えながら立つ、洗車・ワックスがけ
2.2	子どもと遊ぶ（座位、軽度）
2.3	ガーデニング（コンテナを使用する）、動物の世話、ピアノの演奏
2.5	植物への水やり、子どもの世話、仕立て作業
2.8	ゆっくりした歩行（平地、遅い＝53m/分）、子ども・動物と遊ぶ（立位、軽度）

出典：厚生労働科学研究費補助金（循環器疾患・糖尿病等生活習慣病対策総合研究事業）「健康づくりのための運動基準2006改定のためのシステマティックレビュー」（研究代表者：宮地元彦）より

このように、あらかじめ日常生活強度を知っておくだけでも、日頃からより積極的に身体を動かすための励みになるのではないでしょうか。

たとえば、床に散らばっている衣服や新聞紙などを片づけるときは、ひざをしっかりと曲げてしゃがみ、衣服や新聞を手にとってから立ちあがる。こうすることで、腰を曲げて拾うよりも、お尻や太もも、ふくらはぎなどの筋肉や骨にしっかりと負荷がかかります。つまり、同じ動作でも、ちょっと大げさなくらいに大きく身体を動かし、なおかつ、テキパキと行うことで、筋肉や骨を鍛えることができます。

ほかにも、最寄りの駅やバス停より一つ手前で降りて歩くとか、エスカレーターやエレベーターを使わず1階分だけでも階段を利用するとか、毎日何気なくやっている動作を意識することで、いくらでも運動量を増やす機会を見つけることができます。

チリも積もれば山となる。日常生活のなかで、こまめに少しでも多く動くようにすることが、骨粗しょう症の予防や治療に大いに役立ちます。

ウォーキングなど骨力アップに大きな力を発揮する運動を心がけることも大切ですが、普段から日常生活をイキイキと活動的に過ごすことが、いつまでも骨を若く保つうえで、とても重要なことなのです。

骨の健康を意識した「骨活」をはじめましょう

よくいわれることですが、健康のためには、バランスのよい食事と適度な運動が欠かせません。それは骨も同じです。

骨をつくるのに必要な栄養をしっかりとる。

骨にあった運動をする。

序章でも述べましたが、骨の細胞がイキイキと活発になるような生活「骨活《こつかつ》」をぜひ心がけてください。

骨は何歳からでも若返ります。それが全身の若返りにつながります。

日本人の平均寿命はまだまだ延び続けています。同じ生きるのなら、「いつまでも若々しく、元気で、美しい身体」で人生を楽しみたいもの。「骨活」を続けることで、それは可能になるのです。

おわりに

現在、骨粗しょう症の年間発生件数は、女性が約81万人、男性が約16万人、計約97万人にのぼります。超高齢社会の進展とともに、骨粗しょう症の患者さんは年を追うごとに増加しています。ところが、きちんと治療に取り組んでいる人は、ごくわずかに過ぎません。

せっかく寿命がのびても、残りの人生を、健康で楽しく過ごすのか、それとも骨粗しょう症による骨折から寝たきりとなり介護を受けながら過ごすのか、一生の満足感は大きく異なってくるでしょう。

「ぴんぴん、ころり」とよくいわれますが、長く健康に生きるには、骨の健康を守ることがなにより重要です。

骨の健康を脅《おびや》かす骨粗しょう症を、いかに食い止めるか。その取り組みが、その人の人生の質を大きく左右するといっても、言い過ぎではないでしょう。

これまでは、骨粗しょう症に対する誤解も多く、「年をとればなっても仕方のない病」として長く放置されてきました。また、骨粗しょう症は、病気のはじまりと終わりがはっきりせず、自覚症状もあまりないために、気づかないまま見過ごされてもきました。その結果、**多くの人が、骨粗しょう症を発症・進行させ、生活の質を落とし、寿命を縮めています。**

私は、これまでそのような人をたくさん見てきたことから、骨粗しょう症の正しい知識を1人でも多くの人に広めるべく尽力してきました。本書もその一翼を担《にな》うことができればと願っています。

近年、欧米やオーストラリア、ニュージーランドなどでは、骨粗しょう症による脆弱《ぜいじゃく》性《せい》骨折の発生率が減少に転じています。骨粗しょう症による脆弱性骨折を起こした患者さんを対象に、コーディネーター役の看護師が地域における病院や診療所などと連携をとりながら、骨折の治療と並行して継続的に骨粗しょう症の治療に取り組む活動（骨折リエゾンサービスシステム）が実を結び始めたのです。

日本では、いまだに骨粗しょう症による骨折は増加の一途をたどっています。なかでも、大腿骨《だいたいこつ》近位部骨折の増加傾向はいちじるしく、２０４０年までに現在の１・５倍以上に急増すると推定されています。

こうした現状の克服を目的に、日本でも欧米の取り組みを参考に、組織的な骨粗しょう症対策が検討され、その取り組みが少しずつはじめられています。

日本骨粗鬆症学会では、２０１２年より国家資格を有する13職種（看護師・薬剤師・理学療法士・管理栄養士など）に対して、セミナーの受講と認定試験の合格により、骨粗鬆症マネージャー資格を認定しました。これらのマネージャーは、各医療施設において、医師と共に、骨粗しょう症診療に関与し、治療率と治療継続率の向上を目指し、初発骨折や再骨折を防止することに努めはじめました。

わが国のこのサービスシステムは、欧米とは異なり、再骨折を予防する二次予防ばかりではなく、最初の骨折を予防する一次予防や骨折をきたしやすい高齢者をも対象としています。

そうしたサービスが軌道に乗るとともに、骨粗しょう症に対する正しい認識が広く流布《るふ》することで、これから迎える超高齢化社会のあり方が、大きく様変わりすることを期待しています。

骨は全身の機能を活性化する若さの源《みなもと》です。

骨の健康を保つ「骨活《こつかつ》」を心がけることは、誰にとっても元気で若々しくいるための究極の秘訣です。本書を読まれたすべての方が、骨の健康を守って10年後も元気なあなたであることを願うとともに、健《すこ》やかで豊かな人生を送れますよう心からお祈りしています。

２０１６年９月

太田《おおた》　博明《ひろあき》

著者略歴

女性医療の分野で、日本をリードしている第一人者。

1944年、東京都に生まれる。1970年、慶應義塾大学医学部を卒業し、1977年に慶應義塾大学医学博士を取得。1980年米国ラ・ホーヤ癌研究所留学、1995年に慶應義塾大学医学部助教授となる。2000年に東京女子医科大学産婦人科主任教授。2010年より、国際医療福祉大学臨床医学研究センター教授、山王メディカルセンター女性医療センター長となる。日本骨粗鬆症学会理事長、日本抗加齢医学会理事を務め、2015年に日本骨粗鬆症学会賞受賞。

複数の専門医の資格を有し女性の全人的な医療を心がける臨床医。病気にかかる前から検診を受ける、などの予防医療の重要性を説き、女性の生涯にわたるウェルエイジングのための医療を実践している。

編著書には『ウェルエイジングのための女性医療』『女性医療のすべて』（以上、メディカルレビュー社）などがある。

ＮＨＫの「きわめびと」、「ためしてガッテン」、「あさイチ」など、多数に出演。

骨《ほね》は若返《わかがえ》る！
――骨粗《こつそ》しょう症《しょう》は防《ふせ》げる！　治《なお》る！

二〇一六年一〇月九日　第一刷発行
二〇二一年　一　月八日　第八刷発行

著者　太田《おおた》博明《ひろあき》

発行者　古屋信吾
発行所　株式会社さくら舎　http://www.sakurasha.com
東京都千代田区富士見一-二-一一　〒一〇二-〇〇七一
電話　営業　〇三-五二一一-六五三三　ＦＡＸ　〇三-五二一一-六四八一
編集　〇三-五二一一-六四八〇
振替　〇〇一九〇-八-四〇二〇六〇
装丁・写真　石間　淳＋稲村不二雄　イラスト　須藤裕子
本文組版　朝日メディアインターナショナル株式会社
印刷・製本　中央精版印刷株式会社

ISBN978-4-86581-072-1